中国医院患者体验评价报告（2018—2020）

CHINESE HOSPITAL PATIENT EXPERIENCE EVALUATION REPORT（2018—2020）

主　编　张宗久　张　俊

清华大学出版社

北京

内 容 简 介

本书系统总结了2018—2020年我国不同地区、不同类别医院的患者体验第三方评价结果。此项评价工作是由国家卫生健康委医疗管理服务指导中心医患体验研究基地组织实施，纳入了全国31个省、自治区、直辖市的1090家医院，通过采集1240余万人次的标准化患者就医体验第三方评价数据，为我国的医疗服务质量评价工作提供了重要的第一手资料。报告内容系统全面，评价数据翔实有据，可为卫生健康部门和医疗机构提升医疗服务质量管理水平、为相关科研院所和高校的医疗服务质量研究提供参考。

图书在版编目（CIP）数据

中国医院患者体验评价报告：2018—2020 / 张宗久，张俊主编 . —北京：清华大学出版社，2021.11
（2023.10 重印）

　　ISBN 978-7-302-59469-7

　　Ⅰ . ① 中⋯　Ⅱ . ① 张⋯ ② 张⋯　Ⅲ . ① 医院 – 卫生服务 – 评价 – 研究报告 – 中国 –2018—2020
Ⅳ . ① R197.32

　　中国版本图书馆 CIP 数据核字（2021）第 217281 号

责任编辑：周婷婷
封面设计：钟　达
责任校对：李建庄
责任印制：沈　露

出版发行：清华大学出版社
　　　　　网　　　址：http://www.tup.com.cn, http://www. wqbook. com
　　　　　地　　　址：北京清华大学学研大厦 A 座　　　邮　　编：100084
　　　　　社 总 机：010-83470000　　　　　　　　　邮　　购：010-62786544
　　　　　投稿与读者服务：010-62776969，c-service@tup.tsinghua.edu.cn
　　　　　质量反馈：010-62772015，zhiliang@tup.tsinghua.edu.cn
印 装 者：涿州市般润文化传播有限公司
经　　销：全国新华书店
开　　本：185mm×260mm　　印　张：12.75　　插　页：1　　字　数：275千字
版　　次：2021年11月第1版　　　　　　　　　　　　印　次：2023年10月第2次印刷
定　　价：98.00元

产品编号：094685-01

参编者名单

主 编

张宗久　清华大学医院管理研究院
张　俊　北京大学人民医院

副主编

周　峰　国家卫生健康委医疗管理服务指导中心医患体验研究基地
姚德明　北京医院
吴　昊　陆军军医大学西南医院
康德智　福建医科大学附属第一医院
李　岩　北京大学医学部
陈大方　北京大学公共卫生学院
胡广宇　中国医学科学院北京协和医学院

编 委（按姓名拼音排序）

陈　方　清华大学附属垂杨柳医院
陈书人　广东省佛山市第一人民医院
代晓彤　北京体育大学
付　卫　北京大学第三医院
高华斌　云南省医疗服务质量评估中心
高家蓉　陆军军医大学第二附属医院
侯雅雄　河北北方学院附属第一医院
胡斌春　浙江省医疗服务管理评价中心
靖树林　江苏省泰兴市人民医院
李　洁　中国医学科学院科技管理处
林丽云　北京市医院管理中心
刘明勇　北京大学滨海医院
刘永耀　广东省佛山市第一人民医院
陆　晨　新疆医科大学第一附属医院

麦　刚　四川省德阳市人民医院
裴加林　微脉技术有限公司
谭友文　江西省人民医院
滕　苗　重庆市渝北区人民医院
涂师平　福建医科大学附属第一医院
汪　俊　四川省成都市第五人民医院
王　荣　山东省立医院
王海涛　中国医学科学院北京协和医学院
韦秋芬　广西壮族自治区妇幼保健院
吴　军　甘肃省金昌市人民医院
吴新春　华润医疗控股有限公司
肖明朝　重庆医科大学附属第一医院
杨敬林　北京大学人民医院
张兆璐　清华大学医院管理研究院

学术指导组（按姓名拼音排序）

韩亦舜　清华大学智慧医疗研究院
李少冬　清华大学医院管理研究院
马丽平　国家卫生健康委医院管理研究所

马伟杭　清华大学医院管理研究院
饶克勤　清华大学医院管理研究院
薛　镭　清华大学医院管理研究院

第九章编者（按姓名拼音排序）

陈 辉	陈 琪	陈书人	崔明武	王 玮	王 煜	王瑞亮	韦秋芬
丁 莉	冯 斌	何 强	洪朝阳	武 倩	薛 微	袁 方	张 骏
黄海军	蒋羽萍	乐美芬	李 超	张 莉	张 艳	张红芳	张文春
李方亮	李忠艳	廖 红	林丽云	张燕茹	张玉侠	赵 刚	赵庆华
刘莉君	鲁 颖	吕富荣	吕姬婷	赵瑞萍	郑 彬	周 海	周 洁
马国勇	沈 健	屠 欣	涂师平	周 炜	周晓青	邹伏英	

数据支持组

高洪琦	冉 旭	刘 洋	钟 鸣	聂海燕	肖松松	薛 卿	应 莉
姜娇亚	卞贵萍	赵文秀	郭 翔	王 政	郝 蓉		

张宗久　现任清华大学医院管理研究院常务副院长，教授，首席研究员。在加入清华大学医院管理研究院之前，曾担任国家卫生健康委医政医管局局长、国家医学考试委员会办公室主任等职。兼任世界卫生组织安全用药中国专家组组长、中国医师协会副会长、中国医院协会副会长等职。致力于推动医疗资源配置、公立医院绩效考核管理、医院评审评价、医疗质量控制和医疗救治应急理论实践等工作。主编多部医院评审、管理专著。

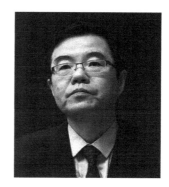

张宗久

张　俊　主任医师，教授，临床神经学博士，博士研究生导师。北京大学人民医院副院长，国家创伤医学中心副主任、神经内科副主任。国家卫生健康委医疗服务标准委员会秘书长、全国认证认可标准化技术委员会检验检测管理分技术委员会委员、国家卫生健康委医疗管理服务指导中心医患体验研究基地常务副主任、世界华人医师协会智慧医疗专委会主委、中华医学会神经病学分会第八届委员、中华医学会神经病学分会神经病理学组组长、北京医师协会神经内科医师分会会长、中国卒中学会睡眠分会主委、中国研究型医院学会常务理事、中国研究型医院学会医患体验管理与评价专委会副主任委员、中国研究型医院学会睡眠分会副会长、北京大学医学部—美国医疗机构评审联合委员会医疗质量与患者安全研究所副所长。

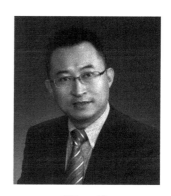

张　俊

当前，国际社会将"患者就医体验"纳入医院医疗服务质量绩效评价的重要考核指标中，已经达成共识。一些国家将该指标应用于医院管理和医疗服务质量改进过程中，积累了诸多良好经验。我国也已将患者满意度评价和改善就医体验纳入公立医院绩效考核和医院等级评审的评价指标之中，并鼓励医院积极开展医疗服务多元化监管工作，充分运用第三方满意度调查等方式，主动发现医疗服务中的问题和不足，及时予以纠正。由于适合我国国情的规范统一的患者体验评价理论体系、方法和技术支撑研究仍在探索之中，尤其是数据采集、数据共享、数据分析、数据利用等环节，还缺乏行业标准和规范。所以，构建系统性的患者体验评价体系，建立科学规范的患者体验评价指南，形成标准化的评价实施方案，便成为当前患者体验评价工作亟待解决的重点问题。

值此"十四五健康规划"的开局之年，张宗久和张俊两位院长联合国内多位医院管理专家和学者共同编写《中国医院患者体验评价报告（2018—2020）》。该书的编撰和出版填补了我国患者体验管理标准和规范性文件的空白，拉开了临床系统性评价患者就医体验的改革序幕。它不仅是第一部从大数据角度反映患者体验全貌的专业著作，也是迄今为止我国基于患者体验方面最大样本库的评价报告，具有重要的政策参考价值和临床质量评价指导作用。

该书包括我国医院患者体验评价工作概况、"第三方医患体验测评项目"的评价体系构建、评价对象与方法、数据采集形式与质控手段以及数据分析框架等，系统总结了2018—2020年我国不同地区、不同类别、不同层级的一千多家医院的患者体验第三方评价结果，并采用神经网络模型的分析方法研究了患者体验的影响因素。另外，本书还采用案例研究形式，列举了国内患者体验提升与改进典型医院的经验举措以供同行交流学习。最重要的是，该书为我们展现了基于患者就医体验推动医疗服务质量改进的新型医院内部管理视角，可帮助广大医院管理者由内部管理模式逐步转化为内部管理与服务对象管理相结合的创新型管理模式，对建立健全现代医院管理制度具有深远意义。

展望未来，我国医院发展将从规模扩张型向质量效益型转变，持续提升医疗服务质量；从粗放式管理向精细化管理转变，不断增强医疗运营效率。与此同时，以患者为中心的医疗理念也将逐渐深化，更优质的医患体验也将成为医疗行业的目标追求和价值导向。我相信该书的出版不仅可为我国的医患体验管理建设提供优秀典范，发挥教科书般的作用，也将为国家深化医改和促进健康中国行动有效实施发挥智库作用。

饶克勤

2021年9月

在本书即将付梓之际，有几个问题始终萦绕心头，与同道分享。

如何认识患者、对待患者？历史上，中西方在对待患者的态度上有着共同的主张，唐代孙思邈的《大医精诚》和西方的《希波克拉底誓言》中均有相应明确表述。在中国特色卫生健康发展道路上，我们对患者、患者安全、患者体验的认识更带有中国特色社会主义制度的鲜明特色。《中华人民共和国基本医疗卫生与健康促进法》明确要求"以人民为中心，为人民健康服务"。在新冠肺炎重大疫情面前，习近平总书记多次强调"人民至上、生命至上"。全民健康，体现了中国共产党执政下的人权价值观。

医者、患者，医学史上的主角。纵观医学发展史，正是一部医者与患者并肩战斗的历史。患者的贡献不应被忽视，患者的主诉和对疾病的体验对于推动医学的发展具有不可磨灭的作用。免疫学先驱爱德华·詹纳研究和推广牛痘疫苗预防天花。"零号病人"菲尼亚斯·盖奇（Phineas P. Gage）促使脑外科研究的大门被打开。抗击新冠肺炎疫情战斗中，那些自愿捐献遗体供医学研究的新冠肺炎逝者，那些在研制新冠病毒疫苗试验中自愿接受测试的志愿者。这些无名英雄代表了现代医学史上的一个个里程碑。

不同职业阶段，我眼中的患者体验。当我还是临床医生时，因为医学的复杂性和不确定性，"性命相托"是面对每位患者时来自职业使命的压力，越是疑难病症，越是如履薄冰。当我作为医院管理者，我着重思考的是如何通过学科发展惠及患者，通过改良管理，提升患者满意度。作为医政管理者，我更关注两方面：一是通过规范医疗服务行为，提升医疗质量，保障患者安全；二是通过卫生规划、医院评价、绩效考核等手段，引导医疗资源科学配置，提升医疗服务的公平性和可及性。如今，作为医学教育工作者，我希望将职业生涯的积累注入卫生健康事业发展的理论、政策学术研究中，在探索医学发展规律和医疗管理科学中帮助更多患者。

医学的本质与医政管理。医学从诞生的那一天起就注定了是一门人学，现代医学从"生物-医学模式"向"生物-心理-社会医学模式"的转变也印证了这一点。基于这一点认识，不管是医学科学研究、医疗服务还是医疗管理，都应"以患者为中心"，将患者感受提升到与医疗质量同等的高度去思考，这也是习近平总书记"让人民群众有更多获得感"这一重要思想的具体实践。在我国医疗卫生制度的建立和完善过程中，无一不体现出对患者利益的关注。2009年新医改启动伊始，提升患者体验即作为公立医院改革试点工作的重要内容之一，这一思路在2015年进一步改善医疗服务行动计划中又得到了延续和深化。为形成长效机制，我们充分利用等级医院评审和绩效考核这两支指挥棒，将患者体验作为重要内容予以考察。

2020年，全国医疗卫生机构总诊疗人次数达到77.4亿，成为"全球医疗服务可及性和质量指数"排名进步幅度最大的国家之一，人民健康水平总体上优于中高收入国家平均水平。这反映出以人民健康为中心实施医疗管理工作的具体成效。"十四五"时期，进入新发展阶段，健康中国建设新征程更加强调政府、社会、个人的健康责任。充分发挥行业各方优势，客观、科学反映人民群众诉求和就医体验，为国家卫生健康主管部门和医疗机构持续改善医疗服务、医疗质量管理提供可靠依据，是本书的基本目标。同时，以患者为中心，重视患者体验，始终是一个从医者最基本的原则和初心。

2021年8月

目 录
CONTENTS

第一章 中国医院患者体验评价工作概况

为落实党中央，国务院的决策部署，积极推进"健康中国"战略的实施，近年来国家卫生健康管理部门紧密围绕"十三五"时期国家深化医药卫生体制改革重点任务，突出公立医院"维护公益性、调动积极性、保障可持续"的改革目标，积极探索运用大数据、人工智能等新兴技术，建立现代医院管理和公立医院绩效考核的新思路和新方法，以进一步提升医院管理水平和医疗服务质量，促进医患关系和谐，改善群众就医体验。

第一节 工作背景

一、国家医患体验研究基地概况

改善患者就医体验、提高医疗服务水平是"健康中国行动"的重要内容之一，也是深化公立医院综合改革，让人民群众享有更好医疗服务的重点任务。在国家卫生健康委医疗管理服务指导中心直接领导下，北京大学人民医院牵头，联合清华大学等国内多家知名院校、医院和研究机构，于2018年5月组建了"国家卫生健康委医疗管理服务指导中心医患体验研究基地"（以下简称：国家医患体验研究基地）。该研究基地的重点工作包括四项：①推进制定医患体验评价方法与应用、数据采集与分析的行业标准；②开展医患体验管理在现代医院管理制度中的实践与应用；③开展大数据和人工智能技术在医患体验管理中的应用研究；④推动国内外医疗机构医患体验管理方面的合作交流。

2018年6月，经国家卫生健康委医政医管局批复同意，由北京大学人民医院承担的第三方医患体验测评项目，旨在运用互联网技术推动医疗服务高质量发展，不断增强人民群众获得感，提高医务人员满意度。国家医患体验研究基地于2018年正式建立了"健康中国行动患者体验大数据平台"，探索运用大数据和人工智能技术构建第三方评价的新思路和新方法，通过获取居民对医疗机构在医疗服务能力、医疗服务质量、健康宣教、安全用药等数据，发挥大数据平台的数据价值，真实反映健康中国行动的实施成效和存在问题，为健康中国行动有效实施提供数据支持与辅助决策支持，为政府政策引导发挥作用。"健康中国行动患者体验大数据平台"目前已纳入全国31个省、自治区、直辖市的1090家医院标准化患者就医体验第三方评价数据，总测评达到1240余万人次。这些数据可为推动改善医疗服务形成长效机制、促进提升医疗服务质量提供重要参考。

二、开展患者体验第三方评价工作的目的和意义

《"健康中国2030"规划纲要》强调要不断增强患者就医的获得感，加强医疗服务过程的人文关怀，构建和谐医患关系。国务院办公厅《关于加强三级公立医院绩效考核工作的意见》将满意度评价和改善就医体验作为考核四个维度之一，并与干部选拔和薪酬绩效挂钩。国务院办公厅印发《关于改革完善医疗卫生行业综合监管制度的指导意见》，要求在全国范围内推动医疗卫生机构多元化监管工作。国家卫生健康委在前期部分地区开展医疗服务多元化监管试点的基础上，下发《关于开展医疗服务多元化监管工作的通知》，文件明确要求：运用第三方满意度调查等方式，主动发现医疗服务中的问题和不足，及时予以纠正。原国家卫生计生委和国家中医药局在《进一步改善医疗服务行动计划（2018—2020年）》中提出，要用互联网和大数据手段建立患者满意度管理制度。此外，在我国"十四五"时期经济社会发展将以推动高质量发展为主题的大背景之下，公立医院高质量发展目标的实现，需要在医疗质量、患者体验、医院管理和临床科研等领域开展专项行动，实施患者体验提升行动，持续改善医疗服务，已成为当前和今后一个时期各级公立医院的重点工作任务。

近年来，国内医疗卫生行业已经意识到患者体验评价数据的重要价值，并运用不同方法对患者体验评价数据进行采集和应用。然而，规范统一的患者体验评价理论体系、方法和技术支撑研究仍处于起步阶段，适合我国不同层次和不同类型医疗机构的调查工具和解决方案仍有待建立和完善，尤其是数据采集、数据共享、数据分析和数据利用等环节，缺乏行业性标准规范。构建系统性的患者体验评价体系，建立科学规范的患者体验评价指南，形成标准化的评价实施方案，是当前患者体验评价工作的重点和难点[1]。开展大规模患者体验第三方评价工作，将有助于通过实践探索解决上述改革发展中的问题，同时为监测相关规划和政策的执行进展提供科学证据。

患者体验第三方评价工作与现行的医院患者满意度调查工作互为重要补充。目前，由国家卫生健康委医疗管理服务指导中心负责的全国医院满意度调查工作，通过张贴在医院公共区域的二维码，收集患者和医院员工的满意情况。该方式的优点在于快速收集大量信息。而来自第三方评价机构，基于现场调查方式采集的患者就医体验信息，数据更为真实、客观。通过第三方开展客观真实的数据采集、系统翔实的数据分析和结果报告的发布，可为监管部门和医疗机构的管理者提供基于现场第一手资料的决策信息支撑，也可为精准查找医疗服务优势与短板，提高服务质量提供重要参考。

第二节　患者体验的概念及研究概况

一、患者体验概述

（一）患者体验的概念起源

患者体验的概念源于患者满意。患者满意的理念源于商业领域的顾客满意度。20世纪50年代赫兹伯格双因素理论（Two Factor Theory，TFT）和顾客满意理论（Customer Satisfaction，CS）的提出[2]，使人们开始关注顾客满意问题。1956年美国首次用患者满意度来评价护理服务质量。20世纪70年代，为适应竞争需要，患者满意度在美国医疗机构中得到普遍应用。医疗领域引入满意度的初衷是为了提高服务质量。随着研究的深入，更多的学者主张患者满意度应更多地探讨患者为什么满意、为什么不满意，而不是为了得到一个客观的满意度值。1986年，美国学者哈维·皮克（Harvey Picker）提出"患者体验"的概念，用以描述患者对接受医疗服务过程的体验[3]。目前，"患者满意度"的概念已逐步被"患者体验"替代。

（二）患者体验的定义

体验是指亲身经历的感受和体会，有两种词性，作为动词强调的是一种经历和过程；作为名词，强调的是一种感受或感觉。国际学术界主要从经济学、管理学、心理学层面对顾客体验进行研究；顾客体验需具备三个要素：特定场景、互动参与、主观心理感受，即顾客在消费过程中，与企业的产品、服务交互所形成的心理感受。顾客体验在医疗服务领域的应用和延伸即为患者体验。

国家医患体验研究基地牵头制定的我国卫生行业《患者体验调查与评价术语标准》中，结合我国国情和文化特点，对患者体验（Patient Experience，PE）进行了明确定义。患者体验是患者就医期间与提供服务的医疗机构之间理性与感性的全方位、全过程的互动经历和感受，以及患者对自身状况、功能状态、症状变化、用药感受和健康相关生命质量等方面的自主感知和判断。它是患者的感官、情感、思考、行动、关联五个方面特征的综合体现；包括患者自身的感知、经历、观察、满意程度、心理情绪和传播意愿等构成要素。患者体验是医疗机构的文化理念、组织管理、学科建设、人才队伍、技术能力、诊疗结果、财务状况、服务水平、设施设备和后勤保障等共同客观塑造和综合集成。

二、国际研究经验

（一）临床医疗与患者体验

反应性和满意度一直是衡量卫生系统绩效水平的重要方面，我国在深化医药卫生体制改革的过程中，也将提升患者满意度作为改革成效的重要评价指标之一。患者满意度测评已经成为考察医疗服务质量和患者对医疗服务提供者的忠诚度，并据此制定医疗服务质量改进措施和服务发展策略的常用工具。

1957年，阿卜杜拉（Abdellah F. G.）就开发了第一个用于评估护理服务质量的"患者满意程度"测量工具[4]。20世纪90年代最广泛使用的韦尔（Ware）等研制的患者满意度问卷（Patient Satisfaction Questionnaire，PSQ）是较为经典的评价量表之一。PSQ量表从医疗服务的方便程度、花费资金、资源可利用性、医疗服务连续性、医务人员业务能力和品质、医务人员的人道主义、保健效力、总满意度8个维度测量患者满意程度，除了可以用于测评医疗服务质量外，还可以对医院的整体布局、资金利用和人员调配等宏观控制方面提供参考。根据研究的不同，患者满意度测量的方式也各有不同，除了大部分使用量表来调查某一患者群体满意度的研究外，还有使用定性调查方式的研究。国际上的患者满意度测评越来越倾向于专病专用，如果想要对不同人群、不同机构进行全面比较，使用统一的患者满意度测评工具是必要的。

目前，患者满意度被发达国家的医院广泛引入其经营战略，并已取得了显著业绩。近年来，我国医院对"以患者为中心"理念也有进一步的认识，将患者满意度测评作为一种常用工具来考察医疗服务质量以及患者对医疗服务提供者的忠诚度，并据此制定医疗服务质量改进措施和服务发展策略。夏萍等设计了出院病人针对护理工作的满意度调查问卷[5]。陈晓凤将门诊患者满意度评价体系分为三个层次，即细分为6个一级指标、13个二级指标和32个三级指标，并且运用层次分析法（Analytical Hierarchy Process，AHP）构建了医院门诊患者满意度指标体系[6]。谭兰兰等借鉴以往的住院患者满意度模型，构建了包括1个一级指标、5个二级指标和29个三级指标的三甲医院住院患者满意度指标体系[7]。既往研究发现，国家卫生服务调查已常规设立了门诊和住院机构满意度的调查项，但数量和调查内容有限，调查对象以社区居民为主。

近年来，患者体验已逐步代替患者满意度，成为各国用来考评卫生系统绩效水平的重要指标。1986年哈维·皮克尔（Harvey Picker）在美国创办了皮克尔研究所（Picker Institute），致力开发基于患者体验的卫生服务测评工具[8]。1993年，皮克尔研究所初步建立了患者体验测量系统。2001年美国国家研究公司（National Research Corporation，NRC）获准使用皮克尔研究所开发的患者体验调查工具，将其与该公司的测量工具整合。这套共同开发的患者体验测量工具，已成为美国联邦医保和医助服务中心（Centers for Medicare and Medicaid Services，CMS）对医院进行付费评价的重要工具。

美国国家研究公司和皮克尔研究所共同开发出的系列患者体验测量工具，以美国卫生系统消费者评估（Consumer Assessment of Health Providers Systems，CAHPS）为主[9-10]。其中包括医疗服务调查（Hospital Consumer Assessment of Healthcare Providers and Systems Survey，HCAHPS），以及医护服务调查（Clinician and Group Consumer Assessment of Healthcare Providers and Systems Survey，CG-CAHPS），以及家庭健康服务调查（Home Health Consumer Assessment of Healthcare Providers and System Survey，HHCAHPS）等。

CAHPS由CMS和美国卫生保健研究与质量管理局（Agency for Healthcare Research and Quality，AHRQ）合作开发，用来测评综合医院住院患者对医院服务质量看法的体系，于2008年正式在美国全国推广使用。该体系共有7个维度20个条目，其中包括2个整体评价医院的条目和5个用来调整患者个人信息的条目。这7个维度包括医患交流、护患交流、员工的响应性、医院环境、疼痛控制、药物信息与咨询、出院信息。

HCAHPS是CMS和AHRQ于2002年实施的第一个标准化和国际化的患者体验调查。HCAHPS作为美国主流的患者体验测评方法之一，是用来调查住院患者在住院期间对所接受的医疗服务满意程度的标准化工具，调查内容主要包括护患沟通、医患沟通、患者需求回应、疼痛管理、用药沟通、出院说明、医院环境和医院整体评价8个维度。与其他量表相比，该量表的优点是计入了员工因素影响，可比较分析医院间的患者体验。

CG-CAHPS是用来测量非卧床患者的医疗服务体验，该问卷中的看诊部分调查的是患者在门诊就医时的体验。该工具的目的是给患者、消费者和供应商提供一个客观评价医生和医疗操作质量的途径。该体系共有3个维度，加上医生总体评价以及是否推荐该医生，共计15个条目。3个维度包括服务可及性、医患沟通和医务工作者态度。服务可及性采用4级评分，医患沟通、医务工作者态度以及是否推荐该医生采用3级评分，对医生总体评价用10分制评价。

患者体验是英国NHS评价医疗质量的3个维度之一。1999年，英国卫生部引入了全国性绩效评估框架，据此展开对国民医疗服务组织的绩效评级。全国性绩效评估框架由大约60项高水平绩效指标组成，分为6个绩效维度，其中就包括患者或看护者的体验。NHS很早就开始关注，并且越来越重视患者体验。NHS使用的患者体验调查工具，也由皮克尔研究所研发。2000年皮克尔研究所欧洲中心成立。2002年该机构研发出患者体验量表（Picker Patient Experience Questionnaire，PPE-15）[11]，问卷基于英国、德国、瑞典、瑞士和美国5个国家的住院患者开发，共包括15个条目，涉及信息与教育、服务协调性、身体舒适、情感支持、尊重、家庭或朋友参与、服务连续性7个维度，提出了患者体验与满意度量表的基本框架。同年，在英国卫生质量委员会（Care Quality Commission，CQC）的支持下，该问卷在英国全国范围内开始使用。NHS的患者体验调查根据调查对象不同，进一步可分为门诊患者、急诊患者、住院患者、产妇、精神健康服务、基层医疗服务和救护车服务调查等。

20世纪90年代后期，澳大利亚维多利亚州借鉴"以患者为中心"理念的部分成果，开发了维多利亚州患者满意监测工具（Victorian Patient Satisfaction Monitor，VPSM）[12]，涵盖了6个维度，包括医院服务的可及性、尊重和尊严、住院时情况、信息和教育、参与决策、出院和随访。该工具从2000年7月开始，在澳大利亚维多利亚州所有公立医院投入使用。其他国家，如挪威、瑞典等欧洲国家都建立了以患者自我报告结果为主的医院绩效测量体系。瑞士国家质量促进协调和信息办公室推荐全国300家医院每年实施一次PPE-15调查。法国使用的住院患者体验调查问卷（French Inpatient Experience Questionnaire，FIPEQ）涵盖了医疗信息、护理质量、住院环境、出院管理、协调性、医生工作质量、在医院就诊是否便利7个维度[13]。目前，国际上已就患者体验是医院医疗服务质量绩效评价的重要指标达成共识，很多国家已将其应用于医疗付费、医院管理和医疗服务质量改进。

（二）临床护理与患者体验

在护理工作中，由于患者与护理工作者之间对疾病和专业知识的认知、理解、需求、期望、感知的不同，患者眼中的护理，与护理管理者认知的护理，存在较大差异。随着医学模式和患者需求的转变，国际上通过对患者体验的科学评价和管理监测，推动护理服务的持续改进，越来越广泛地被应用于护理工作中。基于患者的角度，获取患者对护理方面的体验感知数据，了解患者需求，以此作为护理管理和护理品质提升的重要依据和参考，有助于满足患者需求，提升患者满意程度[14]。1957年亚伯拉（Abellah）率先发表了第一个用于护理服务质量评估的患者满意度测量工具，用于评估护理服务质量的"病人满意程度"测量工具。里泽（Risser）研制了初级卫生保健诊所门诊患者对护士和护理工作满意度的测量工具，包括25项指标，分为3个分量表：技术-专业领域、患者教育、人际信任关系，每个分量表代表一个维度，全部采用李克特5级评分。后续有学者在沿用原有3个维度的基础上对量表进行了修订，使之适用于住院患者。这个量表重点考察患者与护士之间的沟通情况，认为清晰的沟通与信息获取是患者满意的先决条件，而患者对护理工作的满意度往往决定了其对整个医院服务的满意度。此后，欣肖（Hinshaw）和耶伦（Yellen）对测评工具的各项问题细节进行了完善和优化。北美学者利用HCAHPS的评价数据，针对430所医院的护理与患者满意度的研究发现，患者对护理工作的评价有助于改善患者的就医体验和护理质量[15]。阿希亚·阿米里（Arshia Amiri）等学者调查了经济合作与发展组织（Organization for Economic Co-operation and Development，OECD）中21个国家近5年的护士资源分配与患者体验的资料，分析发现执业护士密度和四项手术主要并发症（术中遗留异物、肺栓塞、髋关节和膝关节置换术后深静脉血栓形成）的关系，发现较高比例的护士配置能显著降低术后并发症和临床不良事件的发生，并能提升患者体验。国外研究者整理分析了约1万例护理差错事件，发现摔倒发生率最高，为31%；其次是注射差错和发药差错，发生率分别为16%和13%；作者提出在护士工作过程中，患者能给予一定反馈，能帮助护理管理者及时了解和改进质量。英国学者针对英国国家医疗服务体系（National Health Service，NHS）医院护理质量下降现象频发的问题，通过两年时间对住院患者开展的随机对照研究发现[16]，患者体验的反馈和支持，可对护理服务质量的提升产生显著影响。美国某大型医院成功地利用患者体验评价结果发现护理质量不稳定的情况，查明某些临床部门护士的静脉穿刺一次成功率较低；该院通过培训考核和持续监督，最终提升了该项指标。卡连（Karen）等人对美国8家著名医疗机构的首席执行官、质量总监、首席医疗官、行政总监和患者委员会代表等40余人进行了访谈调研，发现关注患者就医体验能极大地提升以患者为中心的护理服务精神，并促进护理服务质量的管理和持续改进。

改革开放以来，我国护理事业得到迅猛发展，传统经验型临床护理的思维方式和手段方法已无法满足人民群众日益增长的护理服务需求。我国当前人民群众对医疗卫生健康的新需求和目前护理服务供给的不平衡、不充分之间矛盾较为突出。我国是拥有13亿多人口的发展中国家，医疗服务总量位居世界之首，护理服务需求巨大。2019年全国医疗卫生机构总诊疗量达到87.2亿人次；住院量为2.66亿人次。我国400余万护理专业工作者作为医疗卫生战线的重要力量，不仅要保障医疗机构日常医疗护理工作，还要在重大自然灾害、疾病流行等人民生命和健康受到严重威胁的关键时刻承担主要的照护任务，工作量和人员保障的匹配出现严重错位。建立具有中国特色且符合现代医院管理体系要求的创新型护理服务评价思路与管理方法，补充完善我国现有护理管理体系成为一项迫切和重要的工作。根据党的十九大"使人民获得感、幸福感、安全感更加充实、更有保障、更可持续"的总体要求，我国护理事业发展最重要的核心思想应该是：护理事业发展成果惠及患者和广大人民群众，使其能够真实体验到"公平可及"和"系统连续"的全生命周期护理服务。随着健康中国战略的推进对护理发展提出了新任务、新要求，实现"以疾病为中心"向"以健康为中心"的模式转变，要将护理服务内涵外延和人民群众健康需求密切对接起来，要与开展分级诊疗和整合型医疗服务体系发展相适应，要把提供全方位优质护理专业服务与改善患者护理体验作为共同任务目标，要从疾病临床治疗向孕产保障、慢病管理、长期照护、康复护理、安宁疗护等全周期方面拓展，要使高质量的护理专业技术、服务能力、科学管理和人文护理在疾病预防、健康促进、诊疗康复、照护关怀等全过程中让患者和人民群众充分体验和感受到。为适应国内外护理发展的新形势和新需求，以人文护理为出发点，以提升整体护理品质和管理能力为目的，运用人工智能、云计算和大数据等技术手段，围绕患者体验开展护理管理、护理质量、护理服务等方面的评价、监测及持续改进，已成为现代护理管理体系的重要组成部分和研究方向。陆柳雪等对患者参与护士技术操作评价的效果进行了研究，发现通过患者体验来评价技术服务的主要优势在于：①由于患者是非医疗专业人士，也无法对技术服务的复杂程度等进行判断，所以评价维度相对更易标准化；②患者从自身的利益出发，评价更能聚焦；③患者全程参与，能对护理技术服务进行及时的观察和评价，进而提高评价的效率，帮助护理管理者及时发现临床护理技术服务中的问题；④患者参与能让护士更加重视患者的感受，也能推动患者更加信任护士。郭燕红等人通过对我国112家医院优质护理服务的患者体验调查，发现在健康教育方面有患者给予了负面的评价，比如护士未告知出院患者是否需要拆线，未详细告知出院患者药物服用禁忌等情况。黄丽等研究了同年资、不同学历护士对静脉穿刺技术的掌握情况和患者满意度，高学历护士的一次穿刺成功率较低学历护士高出近50%，患者满意度高出近30%。刘义兰等调查了中国一家教学医院的住院患者体验与护理服务质量的关联，采用方便抽样法对320例住院患者进行问卷调查，评价患者对护理服务的满意度。发现患者的年龄、文化程度、职业、支付方式和病房是影响其体验的主要因素，通过对患者体验结果的分析，有利于加强护理质量管理并持续改进提升质量。李爱军就护士在健康教育过程中存在的问题向近400名患者进行了调研，结果表明，近73%的护士对护理健康教育相关知识掌握不足，近75%的护士对健康教育程序的基本内容不熟悉，80%的护士对用药指导流程缺少认识，近92%的护士未对健康教育引起重视等；作者提出应对患者进行更深入的体验数据采集，了解患者对疾病的认识，以提高对护理工作的配合度，从而保障康复预后效果。周峰、王政、卞贵萍团队探索运用人工智能大数据技术建立起基于患者体验的护理服务质量数据监测分析平台[17]。通过对全国各地区、各规模1200余家医院住院患者对护理工作的体验做多源异构及多维结构数据的采集和深度挖掘分析，形成了区域、医院、科室和护理组等多层级，共计五大维度十七项内涵品质指数，首次描绘了我国基于患者体验的护理质量画像。平台上的各医疗机构通过运用各项指标，加强了护理质量管理并提升了患者体验。例如，在采用患者体验评价的医院，通过规范化的病房巡视和质量督导，静脉穿刺一次成功率从93.90%提高到98.02%，床位清洁满意度从79.81%提高到93.32%，护士内部检查满意度由82.75%提高到96.11%。患者体验数据能帮助护理管理者发现问题，并为持续改进和强化管理提供有效的支撑。

患者作为临床护理的主要参与方，能直接感受到护理团队的态度和护理服务的优劣，因此收集患者对护理服务全周期、全过程的体验反馈，有利于针对性地剖析护理各个服务环节问题，是持续性改进护理服务的有效措施。既往研究表明，用患者体验调查结果来反映护理服务品质是有效的方法，并且依据护理服务的影响因子和评价要点进行测量工具的创新，有助于提升护理服务品质管理能力。

（三）药物使用与患者体验

目前，针对患者用药体验评估，国外学者、药物研发和医疗机构开发了相关测评工具，主要涉及药物治疗满意度、药物治疗负担、患者报告的药物治疗生活质量、患者停药态度等方面，将患者体验应用于药物研发、临床用药和药物治疗满意度调查。药物使用相关的患者体验研究在我国是一个相对较新的领域，近些年无论是国家政策，还是制药企业和医疗机构均高度重视且发展势头迅猛。既往研究表明[18]，关注患者用药体验是减少其用药问题发生的关键要素，积极体验可提高患者服药依从性，促进康复，消极体验则会降低患者服药信念并诱发用药问题，甚至并发心理、生理、社会功能障碍。

围绕"以患者为中心"的药学服务在20世纪70年代就已经出现，它超越了临床药学只关注药物的局限。美国学者赫普勒（Hepler）和斯特兰德（Strand）认为：药学服务是围绕提高生活质量这一既定目标，直接为公众提供负责任的、以达到提高患者生命质量这一既定结果为目的的与药物治疗相关的服务。运用最新的知识与技术，通过与其他医药专业人员合作，设计、执行和监测将对患者产生特定结果的药物治疗方案，这些结果包括患者经历和感受到的疾病痊愈、减轻、疾病进程的阻止或延缓、疾病或症状发生的预防等。美国药学院协会（American Association of Colleges of Pharmacy，AACP）在1987年提出：在未来的20年中，应该通过药学服务在整个卫生保健体系中体现控制药物使用的能力，减少整体医疗服务费用，如缩短住院期和减少其他昂贵的服务等。1992年美国明尼苏达大学学者将患者用药体验描述为"患者接受药物治疗经历所有事件的总和，包括对药物治疗获得益处和相关负担的认知及感受"。2004年美国学者研制出药物治疗满意度问卷（Treatment Satisfaction Questionnaire for Medication，TSQM）[19]，该问卷包括药物有效性、不良反应和方便性3个维度以及可反映患者药物治疗整体满意度的2个条目。哥伦比亚大学学者研制出患者用药管理满意度量表（Patient Satisfaction with Medication Management Instrument，PSMM）。

意大利学者将TSQM应用于遗传性血管水肿患者自我注射药物的治疗效果评价[20]，研究表明患者对药物治疗满意，可提高其信心和生命质量。国内学者针对中文版TSQM的研究表明[21]，该问卷具有较好的信效度，目前已广泛用于高血压、糖尿病、类风湿关节炎、肾移植等不同人群的药物治疗满意度研究。此外，西班牙学者研制的药物治疗满意度调查问卷（Treatment Satisfaction with Medicines Questionnaire，SATMED-Q）从多人群多角度科学形成合理的问卷条目[22]，在多种慢性病人群中进行了广泛验证，可有效测量药物治疗的满意度。英国学者研制的药物信息满意度量表（Satisfaction with Information about Medicines Scale，SIMS），也在部分疾病领域的患者研究中得到了高信效度验证[23-24]。英国学者2013年研制的药物生活问卷（Living with Medicines Questionnaire，LMQ）[25]和澳大利亚学者等2017年研制的药物负担相关生活质量量表（Medication Related Burden Quality of Life，MRB-QoL）[26]可全面测量患者用药过程中的相关负担，并在英国和澳大利亚的慢性病患者中进行了相关研究，结果显示出较稳定的心理测量特性，可作为一种综合评价多重用药患者药物负担的工具，利于医护人员及时了解患者相关负担来源及程度，解决用药过程中的困难和负担，改善患者用药体验，提高药物治疗效果。泰国学者2014年研制的患者报告的药物治疗生活质量量表（Patient Reported Outcomes Measure of Pharmaceutical Therapy for Quality of Life，PROMPT-QoL）用于测量患者药物治疗相关生活质量水平[27]，了解其对药物治疗的生理、心理的主观感受，并评价治疗效果，可针对性地采取应对措施提高患者药物治疗依从性。澳大利亚学者2013年研制出患者停药态度问卷（Patient' Attitudes Towards Deprescribing Questionnaire，PATD）用于测评老年患者及照顾者对停止药物治疗的态度和信念[28]。我国学者2017年将其汉化，并在246例老年糖尿病患者中进行检验，显示出良好信效度。丹麦学者应用该问卷对服用10种以上药物的老年患者进行相关性研究，结果显示PATD可较为准确地测量患者是否有停止服药意愿，有助于医务人员采取措施确保患者用药安全和治疗效果。

随着中国社会医疗保障体制改革和药品分类管理制度的深入，公众开始密切关注药品合理使用问题。中国药学界在20世纪90年代初就译介了药学服务的概念，虽然翻译的词汇不同（包括药学保健、药学监护、药疗保健、药疗服务、药师照顾、药学关怀等），但内涵一致，并获得广泛认可。国内有关患者用药体验研究起步较晚，但近些年取得了长足进展。著名学者刘保延致力于将患者报告结局用于大量慢性病的临床疗效评价中，对脑卒中痉挛性瘫痪、类风湿关节痛、心血管疾病、消化性疾病、轻度痴呆等10类疾病量表进行了研究，促进了患者体验在中医药临床疗效评价方面的完善和发展。除了对疗效改善等生理维度的评价研究外，部分专家对于患者用药生活负担等心理和社会维度评价也进行了进一步的研究。国内学者周峰团队依托国家医患体验研究基地，联合清华大学、北京大学、协和医学院、解放军总医院、华西医院和华山医院等单位，借助大数据和人工智能技术进行了大样本量的患者用药体验的研究和验证工作，从临床用药后患者的实际经历和体验出发，围绕患者用药疗效体验、患者用药安全性体验、患者使用药物经济性感受评价、药品使用便捷性感受、临床用药患者依从性体验、药物信息完备性患者感知、药物品牌忠诚度和患者药物治疗满意度8个方面进行了分类研究，探索建立了统一标准化的患者用药体验评价体系，并搭建"国家患者用药安全与体验大数据平台"与数据库。

我国从政策层面，自2005年"医院管理年"活动及2009年"医疗质量万里行"活动以来，临床合理用药，保证患者用药安全被放在突出的位置。先后颁布了《中华人民共和国药品管理法》《中华人民共和国药品管理法实施条例》《麻醉药品和精神药品管理条例》等法律法规，原卫生部下发了《医疗机构药事管理暂行规定》《抗菌药物临床应用指导原则》《处方管理办法》等一系列规章和规范性文件，并组建国家卫生部（现为国家卫生健康委员会）合理用药专家委员会。2020年，为贯彻落实党中央、国务院决策部署，按照深化医改重点任务安排，国家卫生健康委员会同教育部、财政部、人力资源社会保障部、国家医保局、国家药监局六部门印发了《关于加强医疗机构药事管理促进合理用药的意见》，国家卫生健康委员会等八部门联合发布了《关于进一步规范医疗行为促进合理医疗检查的指导意见》。以"患者为中心"从国家监管角度，对临床合理用药做出了明确规定，以加强药品监督管理，保证药品质量，保障用药安全，规范医务人员用药行为，提高患者用药安全性和临床用药合理性，维护人民身体健康和用药的合法权益。患者用药体验是合理用药的一个重要评价维度，是提高药物治疗水平，降低医疗费用，使患者获得优质医疗服务的必要条件；也是反映医疗水平的重要环节；是强化患者获得安全、有效、经济的药物治疗的根本保障；同时对减轻个人和政府的经济负担，具有很大的社会意义和经济意义。基于"患者用药体验"为中心，患者从踏进医院开始，就能够得到贯穿治疗全过程的药学服务。用药前，对患者进行用药宣传和必要的教育，提供有关药物信息、用法指导和涉及与药物有关的社会健康问题；治疗过程中，告知患者按时用药的必要性和重要性，使患者明白自己对获得理想的治疗结果负有责任，提高其用药依从性；同时向患者提供有关药物的信息，包括药品性质、预期目标及可能的不良反应。患者用药体验评价和管理为规范医疗行为、优化临床药物应用水平等工作奠定了重要基础，对于促进医患沟通，建立和谐医患关系也具有十分重要的意义。

此外，2020年1月3日，国家药品监督管理局发布《真实世界证据支持药物研发与审评的指导原则（试行）》，其中真实世界数据来源就包含了由患者自行填报的自我评估或测量数据，对该数据进行恰当和充分的分析所获得的关于药物的使用情况和潜在获益-风险的临床证据，可用于：为新产品批准上市提供有效性和安全性的证据；为已获批产品修改说明书提供证据，包括增加或修改适应证，改变剂量、给药方案或给药途径，增加新使用人群，增加实效比较信息，增加安全性信息等；作为上市后再评价要求的一部分支持监管决策的证据等。随着药品注册管理的正规化以及医药行业与国际的接轨，临床试验、真实世界研究等在规范化、科学化、法治化建设的同时，患者用药体验等患者的安全与权益必将得到更广泛的关注和应用。

三、国内研究历程

我国的患者满意度研究起步相对较晚，无论是理论还是实践方面都处于探索之中。一方面，挑战主要集中在问卷调查方式方面。国内多以现场发放问卷为主，由医院自己开展调查，基于独立第三方评价调查的报道相对较少。这在一定程度上使得测评数据与实际情形存在差异。另一方面，国内至今尚无一套科学有效的患者满意度调查量表可供推广使用，现有问卷研究缺乏适用性和实用性，满意度测评量表多不具备普遍性和代表性，使得测评结果缺乏可比性和客观性。此外，国内患者满意度量表内容多涉及医疗质量、医务人员的服务态度和就医环境等方面，但对患者的期望值、价值感知和忠诚度等重要内容涉及相对较少。

患者满意度体现的是患者对医疗服务的感受与期望之间的差异，因此，除了受到医院医疗服务质量等外部因素的影响外，也受患者自身条件如年龄、性别、受教育程度等因素的影响。孙敏等[29]研究了成都住院患者对医疗服务的满意状况，发现住院患者对医疗服务较为满意，对总满意度和直接医疗服务满意度趋向满意，特别是对医生工作满意度；对间接医疗服务满意度趋向不满意，特别是医院收费。伏嘉宝等[30]对上海市某区二级医院患者满意度分析发现患者的总体满意度高，尤其对医护人员的服务态度和质量方面评价高，但是对医技服务、硬件设施及就医环境等方面满意度仍有待提高。江泽慧等[31]对南昌市居民对社区卫生服务利用和满意度进行了评价，居民对等候时间、就医环境、服务态度、设施/设备和解释/交流的满意度均达到95%以上，对服务价格和药品价格的满意度均为85%以上。探索上述影响患者总体满意度、认同度、忠诚度等的具体环节，有利于医院管理者制定具体的措施以改善患者满意度水平。

关于研究满意度影响因素的统计方法，周晓峰和汪涛等[32]使用了结构方程构造出居民知晓度、居民利用度及居民信任度与居民满意度的关系。樊宏等[33]使用基于模糊集理论的模糊综合评判法进行满意度的综合评价，评价因素的权重确定采用主成分分析法。梁峥嵘等[34]使用Logistic回归模型分析山东省居民对社区中医药卫生服务利用意愿的影响因素。

为了提高医院管理水平、借鉴国际医院评审经验，1989年原卫生部颁布了《医院分级管理办法》，围绕医院组织结构和功能，关注硬件设施、规章制度和管理水平，将医院划分为一、二、三级，但并未考虑患者层次的评价指标。《医院管理评价指南》（2008版）提出，医院绩效评价的内容包括社会效益、工作效率和经济运行状况三个方面，仍然没有提及患者体验的内容。国务院办公厅在2015年印发《关于城市公立医院综合改革试点的指导意见》提出，要进一步扩大城市公立医院综合改革试点，改革的目标之一为群众满意度明显提升。此外，2014年原国家卫生和计划生育委员会首次开展44家委属（管）医院的绩效评价，综合满意度成为6个评价指标之一。2015年12月，原国家卫生和计划生育委员会等4部门联合下发《关于加强公立医疗卫生机构绩效评价的指导意见》，细化我国公立医院绩效评价方案，该方案有4个一级指标，分别下设二级指标和三级参考指标，其中的三级指标即包括服务对象满意度。

国内学者也进行了一系列有关患者体验测量工具的研究。比较有代表性的是2007年，北京大学与澳大利亚专家共同合作开发的中国医院住院患者体验和满意监测工具[35]，该工具以维多利亚州患者满意度监测工具为基础，由可及入院、一般患者信息、治疗信息、投诉管理、物理环境和出院随访6个维度58项指标构成，并且曾经应用于北京和广西部分医院的患者体验调查。2011年北京大学医学部进一步开发出了中国医院住院患者体验和满意监测量表（Chinese Hospital Patient Experience and Satisfaction Monitor，CHPESM）[36]。CHPESM包括可及入院、一般住院服务、治疗服务、意见管理、环境与后勤和出院指导6个维度28个核心条目。上述两个量表尽管使用了患者体验的概念，但仍是使用李克特5级评分法，属于患者满意度调查。2013年，常煜博等[37]开发适用于住院患者的体验量表（Inpatient Experience Questionnaire，IPEQ），此量表包括7个维度29个核心体验条目和3个满意条目，7个维度是可及便利体验、服务态度体验、情感支持体验、环境后勤体验、技术质量体验、疾病交流体验和感知价值体验，该量表与PPE-15较为类似。2014年，田常俊等[38]基于顾客体验理论、全面质量管理理论、服务质量差距理论编制的基于患者体验的医疗服务质量评价量表（PEES-50），是基于我国人群开发的患者体验测量工具。该量表主要调查医疗服务质量的有形性、可靠性、反应性、保证性、关怀性和连续性6个维度的指标。2019年，胡广宇等[39]首次在国际期刊上报道了采用中国患者体验问卷（Chinese Patient Experience Questionnaire，CPEQ）在全国31个省、自治区、直辖市117家医院开展现况调查的结果，研究表明自原国家卫生和计划生育委员会2015年在全国范围内开展"进一步改善医疗服务行动计划"以来，城市地区大型三级公立医院的患者体验呈现持续改善趋势。

四、满意度、获得感与患者体验的异同

患者满意度和患者体验是一类易混淆的概念，前者着重强调患者的主观体验，当患者的个人倾向和接受的护理质量存在差异时，满意度也可能不同，主要受患者对医疗的期望的影响。患者满意度仅是患者体验的一个维度，除满意度之外，患者体验一般还包含设施的干净程度、等候就诊的时间、各种医疗信息的提供，以及与医护人员的交流情况等具体的就医过程。需要患者反馈的问题一般集中于在这些地方发生了什么，或者患者对经历和体验的评价。总的来说可概括为两个方面，①患者报告：这件事情是否发生（如你被告知了你的治疗方案的具体信息吗）；②患者评估：患者给他的体验评级（如你怎么给你获得的治疗方案的具体信息评级）。

患者满意度调查，是指基于患者的主观意识和应用满意度的相关理论，使患者对所接受服务的好坏程度进行模糊评判，从而了解患者对医疗服务提供的总体感受；患者体验调查，则是从患者真实的就医情景中进行事实回顾，记录患者能够感知的就医经历，再由医学和管理学专家通过对调查结果的识别分析、自身比较及同行比较，得出评价的结果并且验证其质量改进活动的成效。

2015年2月27日，习近平总书记在中央全面深化改革领导小组第十次会议中指出，"把改革方案的含金量充分展示出来，让人民群众有更多获得感。"在2017年10月18日中国共产党十九大报告中，习近平总书记进一步强调："使人民获得感、幸福感、安全感更加充实、更有保障、更可持续。"

就获得感的具体定义与理论内涵而言，学术界并未完全统一，但已有一定共识。简单来说，获得感是建立在"客观获得"的基础上，是对"客观获得"的主观感受。从社会心态分析的角度出发，获得感作为一种社会心理学现象，对其进行测量时的参照点也应当遵循"社会标准"，即这种参照点的选取需要存在一种"社会比较"的过程。这种比较有两个基本方向：一是纵向比较，即与过去的社会状况相比，个体对当下社会状况的感知；二是横向比较，即与其他人的比较。就患者体验测评来说，患者根据自己就医期间的主观感受，通过测评将难以用数值衡量的主观感受转化为数据，用以对比与监测，并进一步通过认同与忠诚情况具象化患者的获得感。

第三节　我国第三方患者体验评价发展现状

一、第三方评价发展概况

独立第三方评价最早起源于西方国家，它作为有效的风险分析与控制手段（如安

全评价、质量评价、服务评价等）被各个行业广泛应用。独立第三方评价的核心，是提供评价和咨询服务中所涉及的行业知识、经验积累、专家储备等。

美国最早进行患者满意度第三方评价工作，其评价体系包括美国医院联合鉴定委员会、医院评价、国际医疗质量体系、美国最佳医院、汤森路透（Thomson Reuters）百佳医院在内的评价体系等。其评价标准强调以患者为中心，以质量安全为目标。医院评审标准包括医院管理的相关标准，以及以患者为中心的相关标准。它从医院运行的每一个方面设定评价指标并进行考核。美国医疗保险和医疗补助服务中心从2006年起正式开始实施满意度调查。

2002年，德国医疗透明管理制度与标准委员会（Kooperation für Transparenz und Qualität im Gesundheitswesen，KTQ）开始推行认证管理制度，其评价模式采取政府和组织共同治理的形式，"以患者为中心和公开透明"是其评价的核心。KTQ评审标准从以患者为导向、以员工为导向、安全、信息与交流、领导和质量管理这6个维度来反映医院质量管理。

近年来，我国党和政府的有关部门针对第三方评价出台了一系列政策，鼓励政府部门等机构通过第三方评价服务对工作进行完善和优化。2013年，中国共产党第十八届中央委员会第三次全体会议审议通过《中共中央关于全面深化改革若干重大问题的决定》，2014年，中国共产党第十八届中央委员会第四次全体会议审议通过《中共中央关于全面推进依法治国若干重大问题的决定》，强调了第三方评估的作用并主张将其纳入法治化的轨道。2015年，中华人民共和国民政部颁布《民政部关于探索建立社会组织第三方评估机制的指导意见》，指明了第三方评价的发展方向。2017年，全国人大常委会办公厅印发《关于争议较大的重要立法事项引入第三方评估的工作规范》，表明了借助第三方评估提高立法质量的决定。在相关政策的指引与支持下，我国第三方评价实践方兴未艾，并逐渐成为改善政府绩效、促进社会发展的重要工具。

患者就医体验独立第三方评价，是指由医院及其上级主管或相关单位以外的独立机构对提供服务的医院或组织进行的患者体验/满意度评价。当前我国的独立第三方评价主要应用于政府和教育系统的绩效考核。根据健康中国行动战略部署以及"进一步改善医疗服务行动计划"等指导意见，增强人民群众健康获得感、规范医疗质量管理、建立有效质控体系和推动持续质量改进等成为医院健康可持续发展的重要目标。这不仅需要医院提供更好的医疗护理技术，还应在患者就医的全周期内体现"以人为本"的思想，尊重患者、关爱患者、方便患者、服务患者。患者就医体验的评价越来越受到医院的重视。聘请专业的独立第三方评价机构按科学、标准的体系和技术方法进行患者就医体验评价，不仅能更客观、公正地帮助医院全面掌握患者的需求，还能为持续改善医疗、护理服务提供数据支持、医疗和护理服务品质画像并提供人工智能辅助决策。

二、第三方评价的优势与价值

由医院自行组织的患者就医体验评价，通常被认为是第一方评价；由医院的上级主管部门或相关单位对本医院进行的患者就医体验评价，通常被认为是第二方评价。这两类评价模式存在一定的医患视角偏差。有相关研究报道，让医疗管理者和患者分别将医疗服务中涉及的关键词按照自己心目中的重要性排序，结果显示，绝大多数管理者的排序依次为学科、人才、科研、收益、安全、质量等，而患者则认为重要性依次为疗效、服务、价格、质量、环境、膳食等。

管理者眼中的医疗质量与患者眼中的医疗质量亦存在较大差异，以静脉穿刺为例，管理者眼中的质量是围绕静脉穿刺操作全流程的感控、查对、操作流程等内容，而对于患者而言，患者认为的医疗质量或许仅仅是穿刺的疼痛感、穿刺的成功率及此次药物的注意事项等。如图1-1所示，管理者对患者视角的理解偏差，造成了患者对医疗服务的期望值认知、服务保障提供、内部管理效能等方面认识出现偏移，导致服务品质、工作流程、医院品牌、执行效能和决策导向等方面出现潜在问题，并将医疗服务导入盲区。

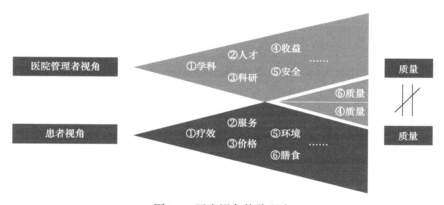

图1-1　医患视角偏移理论

第三方评价因其独立、公开、透明的工作模式，对患者就医体验进行评价有利于结果的专业性、客观性和真实性。在开展患者就医体验调查时，独立第三方评价服务有更为完善、严谨、标准的工作流程，可降低医务人员调查对结果的影响，保证采集数据的客观性。同时，为了保证采集数据的真实性，独立第三方评价服务可利用如人脸识别、位置定位、区块链等现代技术手段，降低发生调查过程中数据作假和无效数据的可能性。最后，在调查过程中还能让患者感受到医院对其就医体验的重视，以及对医疗服务品质的高标准追求。

建立第三方评价机制有利于管理部门转变职能，淡化医疗机构评估的行政色彩。中国共产党第十八届中央委员会第三次全体会议提出，切实转变政府职能，深化行政体制改革，创新行政管理方式，增强政府公信力和执行力。将患者就医体验评价交给第三方专业机构去实施，使得各级卫生管理部门从繁重的事务性工作中解放出来，把有限的精力更多地投入到宏观管理和政策制定的工作中去，客观上淡化了医疗机构评价工作的行政色彩。

此外，建立第三方评价机制有利于社会力量参与医疗机构服务监管，增强患者就医体验评价工作的公信力。当前，医疗服务是政府和群众关注的要点，在政府职能转变的大背景下，如何创新医疗机构管理方式，充分动员和引导社会力量，优化和完善医疗机构监督，成为医疗服务管理改革的一大课题。从实践来看，将评价工作转移给第三方是社会力量参与医疗服务监管的重要体现。一方面，通过第三方评价充分发挥社会力量的专业优势，依靠专业人员完成评价工作，从而使评价结果更加具有专业性和公信力；另一方面，由于第三方评价工作的过程、结果遵循公开、透明的原则，可以增强社会公众对医疗服务改进的关注和重视，在加强社会对医疗机构监督的同时，也激发了医疗机构自身不断解决问题，稳步提高的动力。

参 考 文 献

［1］ 胡广宇，刘远立. 医疗服务患者体验的概念和评价实践［J］. 中国卫生政策研究，2019，12（3）：24-31.

［2］ OLIVER R L. Satisfaction : a behavioral perspective on the consumer [M]. 2nd ed. Armonk, N.Y.: M.E. Sharpe, 2010: 519.

［3］ FRAMPTON S B, GUASTELLO S. Honoring the life of a pioneer in patient-centered care: harvey picker, PHD (1915−2008) [J]. Patient, 2008, 1 (2): 73-75.

［4］ ABDELLAH F G, LEVINE E. Developing a measure of patient and personnel satisfaction with nursing care [J]. Nursing research, 1957, 5 (3): 100-108.

［5］ 邱瑞娟，林小丽，夏萍，等. 出院病人护理工作满意度调查研究［J］. 中国医学伦理学，2010，23（4）：112-114.

［6］ 陈晓凤. 层次分析法在门诊患者满意度分析中的应用研究［D］. 太原：山西财经大学，2011.

［7］ 谭兰兰. 三甲医院住院患者满意度测评指标体系研究［J］. 中国市场，2016（12）：80-81.

［8］ IPFCC. Picker Institute website[EB/OL]. [2021-09-01]. https://ipfcc.org/resources/picker-institute.html.

［9］ GOLDSTEIN E, FARQUHAR M, CROFTON C, et al. Measuring hospital care from the patients' perspective: an overview of the CAHPS® hospital survey development process [J]. Health Services Research, 2005, 40 (62): 1977-1995.

［10］ GIORDANO L A, ELLIOTT M N, GOLDSTEIN E, et al. Development, implementation, and public reporting of the HCAHPS survey [J]. Medical Care Research and Review, 2010, 67 (1):

27-37.

[11] JENKINSON C. The picker patient experience questionnaire: development and validation using data from in-patient surveys in five countries [J]. International Journal for Quality in Health Care, 2002, 14 (5): 353-358.

[12] PIRONE C, ADAMS R J, HORDACRE A L, et al. Assessing patient satisfaction: implications for South Australian public hospitals [J]. Australian health review, 2005, 29 (4): 439-446.

[13] LABARERE J, FOURNY M, JEAN-PHILLIPPE V, et al. Refinement and validation of a French in-patient experience questionnaire [J]. Int J Health Care Qual Assur Inc Leadersh Health Serv, 2004, 17 (1): 17-25.

[14] LIU Y, WANG G. Inpatient satisfaction with nursing care and factors influencing satisfaction in a teaching hospital in China [J]. J Nurs Care Qual, 2007, 22 (3): 266-271.

[15] KUTNEY-LEE A, MCHUGH M D, SLOANE D M, et al. Nursing: a key to patient satisfaction [J]. Health Affairs, 2009, 28 (Supplement 3): 669-677.

[16] REEVES R, WEST E, BARRON D. Facilitated patient experience feedback can improve nursing care: a pilotstudy for a phase Ⅲ cluster randomised controlled trial [J]. BMC Health Serv Res, 2013, 13: 259.

[17] WANG Z, ZHAO Q, YANG J, et al. Enhancing quality of patients care and improving patient experience in China with assistance of artificial intelligence [J]. Chinese Medical Sciences Journal, 2020, 35 (3): 286-288.

[18] ETON D T, RIDGEWAY J L, EGGINTON J S, et al. Finalizing a measurement framework for the burden of treatment in complex patients with chronic conditions [J]. Patient Relat Outcome Meas, 2015 (6): 117-126.

[19] ATKINSON M J, SINHA A, HASS S L, et al. Validation of a general measure of treatment satisfaction, the treatment satisfaction questionnaire for medication (TSQM) , using a national panel study of chronic disease [J]. Health and Quality of Life Outcomes, 2004, 2 (1): 12.

[20] ZANICHELLI A, AZIN G M, CRISTINA F, et al. Safety, effectiveness, and impact on quality of life of self-administration with plasma-derived nanofiltered C1 inhibitor (Berinert®) in patients with hereditary angioedema: the SABHA study [J]. Orphanet J Rare Dis, 2018, 13 (1): 51.

[21] 尚雅彬，刘红霞，于立新，等. 药物治疗满意度量表的跨文化调试及其在肾移植受者中应用的信度效度检验 [J]. 中国护理管理，2018，18（5）：612-616.

[22] RUIZ M A, PARDO A, REJAS J, et al. Development and validation of the "treatment satisfaction with medicines questionnaire" (SATMED-Q) © [J]. Value in Health, 2008, 11 (5): 913-926.

[23] QUINLAN P, MAGID S K, O'FLAHERTY D, et al. Patient satisfaction with medication management [J]. J Nurs Care Qual, 2007, 22 (1): 34-39.

[24] HORNE R, HANKINS M, JENKINS R. The satisfaction with information about medicines scale (SIMS): a new measurement tool for audit and research [J]. Quality and Safety in Health Care, 2001,

10 (3): 135-140.

[25] KRSKA J, MORECROFT C W, ROWE P H, et al. Measuring the impact of long-term medicines use from the patient perspective [J]. International Journal of Clinical Pharmacy, 2014, 36 (4): 675-678.

[26] MOHAMMED M A, MOLES R J, HILMER S N, et al. Development and validation of an instrument for measuring the burden of medicine on functioning and well-being: the medication-related burden quality of life (MRB-QoL) tool [J]. BMJ Open, 2018, 8 (1): e18880.

[27] SAKTHONG P, SUKSANGA P, SAKULBUMRUNGSIL R, et al. Development of patient-reported outcomes measure of pharmaceutical therapy for quality of life (PROMPT-QoL): a novel instrument for medication management [J]. Research in social and administrative pharmacy, 2015, 11 (3): 315-338.

[28] REEVE E, SHAKIB S, HENDRIX I, et al. Development and validation of the patients' attitudes towards deprescribing (PATD) questionnaire [J]. International Journal of Clinical Pharmacy, 2013, 35 (1): 51-56.

[29] 孙敏，蒋兆强，刘丹萍，等. 住院病人医疗服务满意度及影响因素的分析 [J]. 现代预防医学，2007，34（2）：265-268.

[30] 伏嘉宝，薛迪，金其林，等. 上海市某区二级医院病人满意度分析 [J]. 中国医院管理，2008，28（12）：31-32.

[31] 江泽慧，周小军，钟豪翔. 南昌市居民对社区卫生服务利用和满意度评价 [J]. 中国卫生资源，2009，12（6）：292，294.

[32] 周晓峰，汪涛. 社区卫生服务居民知晓度、利用、信任与满意度关系研究 [J]. 中小企业管理与科技（下旬刊），2015（3）：174-176.

[33] 樊宏，邬银燕，王乾元，等. 基于模糊集理论的社区卫生服务利用者满意度分析 [J]. 中国卫生统计，2014，31（5）：823-826.

[34] 梁峥嵘，于贞杰，汤敏，等. 影响居民社区中医药卫生服务利用意愿的因素分析 [J]. 中国初级卫生保健，2014，28（6）：34-36.

[35] 黄森，王江蓉，张拓红，等. 中国医院住院患者体验和满意监测量表的开发研究：量表的初步形成 [J]. 中国医院管理，2011（10）：13-15.

[36] 王江蓉，黄森，SHANE THOMAS，等. 中国部分医院患者体验和满意监测工具应用比较分析 [J]. 北京大学学报（医学版），2011（3）：397-402.

[37] 常煜博，陈加军，贾晓灿，等. 住院患者体验量表条目的筛选 [J]. 郑州大学学报（医学版），2013，48（3）：345-348.

[38] 田常俊，田悦，刘新奎，等. 患者体验医疗服务质量评价量表的理论基础与研究应用 [J]. 中国医院，2014（9）：28-31.

[39] HU G Y, CHEN Y, LIU Q, et al. Patient experience of hospital care in China: major findings from the Chinese patient experience questionnaire survey (2016–2018) [J]. BMJ Open, 2019, 9 (9): e31615.

第二章 患者体验评价的体系与方法

第一节 评价体系的构建

一、研究设计

本研究在参考国内外患者体验测评工具及相关理论的基础之上，基于对国家医患体验研究基地患者满意度调查数据的挖掘结果，并结合中国国情和中国医院患者就医过程的实际情况，采用定量和定性相结合的研究方法，构建出应用于评价门诊和住院医疗服务患者体验的评价指标体系，并对其信度和效度进行评价。

二、体系构建

（一）指标体系的构建

以中国患者体验现状和本土文化内涵及构成为基础，基于国家医患体验研究基地所收集的指标，编制门诊和住院患者体验测评体系的维度及条目池；此外，在参考国内外患者体验评价工具及方法的基础上，构建出用于评价门诊及住院患者体验的指标体系。

（二）条目筛选和指标体系的优化

采取多种条目分析及量表评价的方法，对条目的重要性、敏感性、独立性、代表性和确定性等方面及量表性能进行综合性评价，从而筛选条目以及优化量表。

三、研究方法

（一）文献研究法

文献研究法是对文献资料通过收集、查阅、分析、整理等方式，形成对研究内容的科学认识的一种研究方法。本研究通过检索国内外数据库和网站（如PubMed、EBSCO、ScienceDirect、中国知网、万方数据库、国家卫生健康委员会网站等），查阅国内外患者体验研究内容、方法、技术和评价指标的确定方法。

（二）专家咨询法

专家咨询法（Delphi法）是利用专家的知识、经验和智慧等无法量化的信息，通过讲座、通信、会议等方式进行咨询和交流，达到对某个问题的共识，得出关于某个问题的特征或本质等结论的方法。

Delphi法利用函询表，反复函询专家意见，以达成较为集中可靠的关于指标体系内涵和体系框架的意见，然后将专家反馈意见进行整理、归纳、分析。Delphi法由函询的专家组成员、函询表和程序、协调人员三个要素组成。该方法具有不受地区和人员的限制、可以重复函询，以及可对函询结果进行集中统计分析的特点，有利于研究者从不同角度对所研究的问题进行深入探索。本研究采用Delphi法来构建患者体验测评体系。

（三）Delphi法咨询结果的统计分析

专家一般情况：对专家的年龄、性别、职称、从事相关专业问卷调查的实践经历等基本情况进行描述性分析，通过对专家基本情况的分析，显示专家的水平与结果的可信与可靠程度的联系。

专家的积极程度：即调查表的回收率和每个条目的应答率，可以说明专家对该研究项目的关注度及参与程度。

专家的权威程度：专家权威系数（C_r）为代表专家权威程度的系数。该系数由两个因素决定：一方面是专家对每个条目判断的依据（C_a）；另一方面是专家对每个条目的熟悉程度系数（C_s）。专家权威程度越高，说明估计精度也越高，一般来讲，$C_r \geq 0.70$为可接受值。计算见公式（2-1）：

$$C_r = (C_a + C_s)/2 \tag{2-1}$$

C_s赋值方法：将熟悉程度按照"熟悉""较熟悉""一般""不太熟悉"和"不熟悉"分为5个等级，每个等级所对应的C_s分别是1.0、0.8、0.6、0.4、0.2。

C_a赋值方法：根据专家的判断依据及其影响程度进行赋分，专家判断依据及其影响程度量化见表2-1。其中，对专家判断的"影响程度"的划分依据为，在对所有条目的判断依据上，该专家选择某一个判断依据的条目比例＞60%时，代表这个判断依据对专家的影响程度"大"；30%～60%代表影响程度"中"；＜30%代表影响程度"小"。

表2-1　专家判断依据及其影响程度量化表

判断依据	对专家判断的影响程度		
	大	中	小
理论分析	0.3	0.2	0.1
实践经验	0.5	0.4	0.3
参考国内外文献	0.1	0.1	0.1
直觉	0.1	0.1	0.1

专家意见集中程度：代表专家对各指标相对重要性的意见集中程度，以每个指标"重要性"得分的算术均数和满分比表示，通常以均数大于总分的75%、满分比大于0.20作为指标筛选标准。

专家意见协调程度：是指专家对每项指标的评价是否存在意见差异较大，可以用每个指标"重要性"得分的四分位数间距、标准差、变异系数（CV）和协调系数（W）表示。如果$CV>0.30$，便认为该指标的专家协调程度不够。另外，W的取值为0～1，值越大意味着专家协调程度越高。计算见公式（2-2）。

$$W = \frac{12S}{m^2 \left(n^3 - n \right)} \qquad (2-2)$$

式中，n为指标数，m为专家总数，S为秩和与其平均值之差的平方和。

从公式（2-2）可见，W值受专家人数和指标个数的影响较大，在指标个数太多的情况下，不能仅凭W值大小判断协调程度，而应该通过肯德尔和谐系数（Kendall's Concordance Coefficient）检验的P值进行判断，$P<0.05$说明各指标间的协调程度好。

指标权重的确定：采用变异系数法确定分析各项指标的权重，以及各项指标对整个指标体系的贡献程度。各项指标的变异系数计算见公式（2-3）。

$$V_i = \frac{\sigma_i}{\bar{x}_i} \qquad (2-3)$$

式中，V_i为第i项指标的标准差系数，也称为变异系数；σ_i为第i项指标标准差；$\bar{x}_i$为第i项指标平均数。

各项指标的权重计算见公式（2-4）。

$$W_i = \frac{1/V_i}{\sum_{i=1}^{n} 1/V_i} \qquad (2-4)$$

（四）指标纳入排除标准

根据第一轮专家函询结果，当某项指标的重要性评分≥75分，满分比>0.20，并且变异指标系数<0.3时，保留该指标。如果专家在第一轮专家函询时提出指标增补意见，则将提议补充的一、二级指标纳入第二轮专家函询表中。根据第二轮专家函询结果，若新增指标的重要性评分≥75分，满分比>0.20，并且变异指标系数<0.3时，则确定增加该指标。

（五）指标体系评价方法

使用预调查的结果进行指标体系的综合评价。指标体系的评价方法参考量表的评价方法，多采取经典测验理论（Classical Test Theory，CTT）中的频数分析法、变异系数法、高低分组比较法、内部条目相关系数法、条目和维度一致性、条目维度相关系数法、因子分析法、聚类分析法、克朗巴赫α系数法等方法，分别从重要性、确定性、敏感性、代表性、独立性和区分性等多个角度对量表及条目进行评价与筛选。

（六）维度及条目得分计算方法

本研究的得分计算方法为，按照选项标识分别计1～5分，对于选项最大标识为"10"的，按选项标识除以2计分，选项缺失不计分；二分类选项，选项"是"计分5分，"否"计1分，缺失不计分。维度得分为该维度下各条目得分的等权求和。患者体验测评体系得分计算方法为，除综合评价及个人情况调查外，所有维度得分等于加权求和后得到的总分。

（七）条目分析方法

1. 困难度分析

可通过条目的通过率来检验，如果某个条目多数人均未回答，则说明条目不合适或难以理解，可考虑删除。

2. 反应度分析

考察受试者对各条目的回答情况，主要检验选择项的有效性。如果一个指标中某个特定的选项回答过于集中（＞80%），或者某个选项完全没有人回答，都是不合适的，可考虑删除。

3. 变异系数法

主要用于检验条目的敏感性，变异系数越小，指标离散趋势越小，说明该指标区分能力越差，即对被测对象差异越不敏感。当变异系数小于0.25时，可考虑删除。

4. 高低分组比较法

将量表的总得分从小到大排序，将前、后25%分位数对应的得分值作为划分低分组上限值和高分组下限值的分组标准，比较低分组和高分组在每个条目上的得分是否有统计学差异，如果两组得分没有差异，则代表该条目的区分度较差，可考虑删除。

5. 内部条目相关系数

以每个条目与其所在维度其他条目的相关系数r作为指标，若r为0.20～0.90，则说明较好；若$r<0.20$或$r>0.90$，提示该条目与其他条目内容不一致或内容重复，可考虑删除或合并。

6. 条目-维度相关系数

在每个维度下，以每个条目与去除该条目后的维度得分之间的相关系数r为指标，若$r<0.20$，提示该条目与所在维度的相关性较小，可考虑删除。对于每个条目，其与去除该条目后的维度得分之间的相关系数应大于该条目与其他维度得分的相关系数，否则考虑删除。

7. 条目-总分相关系数

将每个条目与指标体系总分的皮尔逊相关系数（Pearson Correlation Coefficient）作为评价指标，若此相关系数小于0.2，且$P>0.05$，则提示该条目与总分的相关性较小，考虑删除。

8. 因子分析法

该方法用于筛选指标的代表性。采用主成分分析法对所有条目进行探索性因子分析（正交旋转）。若条目在其所属因子上的因子负荷小于0.4，或条目在两个及以上因子上的因子负荷差异较小，或条目在其所属因子仅包含它本身这一个条目，均可考虑删除。

9. 聚类分析法

采用系统聚类法对所有条目进行R型聚类分析，把相关密切的指标聚成一类。每个条目与所属聚类的相关系数应较大，与相邻聚类的相关系数应较小，否则可考虑删除。

10. 克朗巴赫α系数法（Cronbach's α）

用克朗巴赫α系数来表示指标体系的内部一致性。将去除某一条目后的克朗巴赫α系数与该条目所属维度的α系数相互比较，若某一条目去除后克朗巴赫α系数有较大上升，即说明该条目的存在将会降低该维度的内部一致性，可以考虑删除。

（八）指标筛选标准

使用前述条目分析方法及其保留标准，统计出每个条目符合保留标准的次数，被建议保留次数达到5次及以上的条目即保留，否则予以删除。

（九）统计分析方法

对预调查采集的数据，采用SAS 9.4软件对数据进行频数分析、t检验、相关分析、聚类分析、探索性因子分析等统计分析。

四、信效度评价

根据《统计学词汇及符号 第1部分：一般统计术语与用于概率的术语》（GB/T 3358.1—2009）标准，信度的定义是多次测量结果的一致性或稳定性，效度的定义是测量结果的正确性或可靠性。本研究通过对门诊及住院患者体验测评体系现场预调查得到的数据，评价门诊及住院患者体验测评体系的信度和效度，验证构建的门诊和住院患者体验测评体系的可靠性和有效性。

（一）效度评价

本研究采用因子分析法检验问卷的结构效度。结构效度是指测验实际测量出所想要检测的心理结构或特征的程度，也就是依据理论的程度，问卷的条目设置是否符合设计时的理论构想。一般而言，需要先检验该指标体系是否适合做因子分析。如果该指标体系的凯泽-迈耶-奥尔金（Kaiser-Meyer-Olkin，KMO）检验结果值大于0.5，并且巴特利（Bartlett）球形检验值小于0.05时，则该指标体系适合做因子分析。如果探索性因子分析提示该问卷可以做因子分析，则根据原本问卷的结构来确定公因子的数目，先利用主成分分析法提取公因子，然后进行旋转变换，寻求最优的分析效果；如果问卷的公因子能够解释50%以上的变异，并且每个条目在相应的因子上有足够强度的负荷（≥0.4），则认为该问卷具有良好的结构效度。

本研究首先采用探索型因子分析对指标体系进行结构效度检验，并结合分析结果以及文献资料和相关专业知识修改指标体系。对修改后的指标体系进行包括内部一致性信度和分半信度的信度检验。用克朗巴赫α系数代表指标体系的内部一致性信度。

1. 门诊患者满意度调查指标体系的结构效度分析

采用探索性因子分析法，对门诊患者满意度调查的指标体系进行结构效度分析。结果显示，该指标体系的KMO抽样适度测量值为0.938，Bartlett球形检验值为2 553 071.12（$P<0.001$）说明适合做因子分析。

对门诊患者满意度调查指标体系二级指标进行因子分析，结果显示，"就诊前环节""就诊环节""辅助检查环节""取药环节"及"环境和后勤服务"5个一级指标对方差的总体贡献率为68.00%，门诊患者满意度调查指标体系5个因子的特征值及贡献率见表2-2。

表2-2　门诊患者满意度调查指标体系5个因子的特征值及贡献率

因子	特征值	贡献率/%	累积贡献率/%
1	12 873.470	0.416	0.416
2	3532.823	0.114	0.530
3	1845.447	0.060	0.589
4	1567.751	0.051	0.640
5	1231.178	0.040	0.680

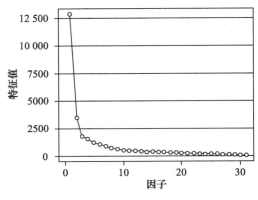

图2-1　门诊患者满意度调查指标体系碎石图

由图2-1可知，前5个因子解释了大部分变异性，从第5个因子之后，特征值较小且呈平缓下降趋势，每个因子仅能解释小部分变异性。

为便于分析，将每个指标依顺序，按照b1～b31编码。在经方差最大正交旋转法进行旋转后的因子成分矩阵中，将每一公因子中因子载荷绝对值最大的指标归为一类，由表2-3门诊患者满意度调查指标体系的二级指标结构效度分析结果可以得出，"就诊前环节"指标体系下的指标为b1～b6，主要受第4公因子支配，因子载荷为0.531～0.707；"就诊环节"指标体系下的指标b7～b12，主要受第2公因子支配，因子载荷为0.488～0.803；"辅助检查环节"

包含指标b13～b20，主要受第1公因子支配，因子载荷为0.635～0.919；"取药环节"包含指标b21～b23，主要受第5公因子支配，因子载荷为0.684～0.788；"环境和后勤服务"包含指标b24～b31，主要受第3公因子支配，因子载荷为0.438～0.749。

以指标体系的公因子能解释50%以上的变异，且每个指标在相应的因子上有足够强度的负荷≥0.4作为结构效度良好的标准，该指标体系结构效度良好。

表2-3 门诊患者满意度调查指标体系的二级指标结构效度分析结果

指标	主成分				
	1	2	3	4	5
b1	0.138	0.203	0.166	0.576	0.081
b2	0.132	0.213	0.163	0.597	0.081
b3	0.118	0.163	0.169	0.677	0.065
b4	0.105	0.198	0.162	0.707	0.080
b5	0.108	0.242	0.229	0.648	0.059
b6	0.136	0.449	0.203	0.531	0.077
b7	0.170	0.488	0.221	0.383	0.098
b8	0.180	0.670	0.204	0.345	0.109
b9	0.150	0.775	0.158	0.307	0.118
b10	0.176	0.803	0.178	0.275	0.123
b11	0.225	0.722	0.227	0.211	0.206
b12	0.243	0.667	0.256	0.231	0.200
b13	0.635	0.223	0.164	0.153	0.082
b14	0.718	0.165	0.159	0.128	0.094
b15	0.802	0.150	0.143	0.117	0.099
b16	0.819	0.135	0.144	0.107	0.116
b17	0.919	0.088	0.138	0.106	0.117
b18	0.910	0.080	0.149	0.099	0.134
b19	0.698	0.149	0.168	0.133	0.226
b20	0.651	0.168	0.186	0.138	0.270
b21	0.359	0.242	0.235	0.154	0.684
b22	0.350	0.215	0.283	0.138	0.773
b23	0.312	0.230	0.284	0.143	0.788
b24	0.129	0.184	0.471	0.328	0.219
b25	0.137	0.170	0.507	0.323	0.150
b26	0.100	0.157	0.584	0.305	0.113
b27	0.177	0.183	0.749	0.176	0.114
b28	0.190	0.200	0.740	0.165	0.114
b29	0.331	0.137	0.540	0.126	0.123
b30	0.421	0.115	0.438	0.103	0.139
b31	0.249	0.306	0.458	0.208	0.218

2. 未接受手术的住院患者满意度调查指标体系的结构效度分析

对指标体系采用探索性因子分析法，对未接受手术的住院患者调查的指标体系的二级指标进行结构效度分析。结果显示，量表的KMO抽样适度测量值为0.984，Bartlett球形检验值等于5 441 976.14（$P<0.001$），说明适合做因子分析。"住院服务""治疗环节""辅助检查环节""服务态度"及"环境和后勤服务"5个环节对方差的总体贡献率为68.50%，未接受手术的住院患者满意度调查指标体系的特征值及贡献率见表2-4。

表2-4　未接受手术的住院患者满意度调查指标体系的特征值及贡献率

因子	特征值	贡献率/%	累积贡献率/%
1	20 464.540	0.539	0.539
2	1941.828	0.051	0.590
3	1471.356	0.039	0.629
4	1176.957	0.031	0.660
5	953.6677	0.025	0.685

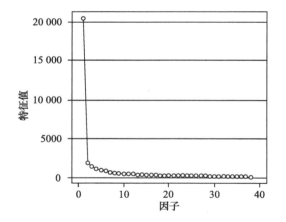

图2-2　未接受手术的住院患者满意度
调查指标体系碎石图

由图2-2可知，前5个因子解释了大部分变异性，从第5因子之后，特征值较小且呈平缓下降趋势，每个因子仅解释小部分变异性。

为便于分析，将每个指标依顺序，按照b1～b38编码。在经方差最大正交旋转法进行旋转后的因子成分矩阵中，未接受手术的住院患者满意度调查指标体系的二级指标结构效度分析结果见表2-5。将每一公因子中因子载荷绝对值最大的指标归为一类可以得出，"住院服务"指标下的指标为b1～b7，主要受第2公因子支配，因子载荷为0.420～0.736；"治疗环节"指标下的指标为b8～b20，主要受第1公因子支配，因子载荷为0.503～0.597；"辅助检查环节"包含指标b21～b26，主要受第3公因子支配，因子载荷为0.649～0.775；"服务态度"包含指标b27～b29，主要受第5公因子支配，因子载荷为0.417～0.579；"环境和后勤服务"包含指标b30～b38，主要受第4公因子支配，因子载荷为0.485～0.713。

以指标体系的公因子能解释50%以上的变异，且每个指标在相应的因子上有足够强度的负荷≥0.4作为结构效度良好的标准，则此指标体系结构效度良好。

表2-5 未接受手术的住院患者满意度调查指标体系的二级指标结构效度分析结果

指标	主成分				
	1	2	3	4	5
b1	0.200	0.545	0.191	0.183	0.139
b2	0.273	0.653	0.182	0.218	0.167
b3	0.252	0.736	0.206	0.230	0.113
b4	0.261	0.732	0.215	0.232	0.108
b5	0.303	0.684	0.208	0.219	0.125
b6	0.229	0.510	0.168	0.184	0.093
b7	0.243	0.420	0.176	0.220	0.039
b8	0.503	0.424	0.188	0.219	0.145
b9	0.544	0.472	0.237	0.262	0.052
b10	0.572	0.445	0.265	0.278	0.027
b11	0.546	0.317	0.320	0.265	−0.021
b12	0.588	0.349	0.311	0.287	0.039
b13	0.597	0.384	0.291	0.289	0.109
b14	0.562	0.374	0.275	0.277	0.163
b15	0.545	0.332	0.310	0.287	0.138
b16	0.547	0.334	0.276	0.292	0.201
b17	0.560	0.303	0.237	0.280	0.313
b18	0.597	0.285	0.261	0.307	0.311
b19	0.549	0.264	0.289	0.336	0.248
b20	0.514	0.284	0.299	0.310	0.345
b21	0.367	0.221	0.649	0.265	0.093
b22	0.314	0.219	0.726	0.264	0.100
b23	0.282	0.238	0.735	0.262	0.141
b24	0.223	0.231	0.775	0.273	0.109
b25	0.215	0.238	0.757	0.300	0.130
b26	0.208	0.253	0.735	0.304	0.180
b27	0.282	0.379	0.428	0.308	0.434
b28	0.323	0.335	0.330	0.309	0.579
b29	0.333	0.339	0.354	0.383	0.417
b30	0.306	0.257	0.332	0.485	0.147
b31	0.266	0.254	0.308	0.487	0.089
b32	0.309	0.264	0.281	0.588	0.216
b33	0.209	0.217	0.197	0.709	0.148
b34	0.214	0.242	0.211	0.713	0.159
b35	0.197	0.200	0.277	0.666	−0.015
b36	0.254	0.222	0.284	0.673	0.057
b37	0.349	0.278	0.271	0.556	0.214
b38	0.362	0.320	0.266	0.513	0.250

3. 接受手术的住院患者满意度调查指标体系的结构效度分析

采用探索性因子分析法，对原始的接受手术的住院患者满意度调查指标体系进行结构效度分析。结果显示，量表的KMO抽样适度测量值为0.987，Bartlett球形检验值为2 235 436.36（$P<0.001$），说明适合做因子分析。

对接受手术的住院患者调查指标体系的二级指标进行因子分析，结果显示，"住院服务""治疗环节""辅助检查环节""服务态度""环境和后勤服务""手术麻醉环节"6个一级指标对方差的总体贡献率为71.00%，接受手术的住院患者满意度调查指标体系的特征值及贡献率见表2-6。

表2-6　接受手术的住院患者满意度调查指标体系的特征值及贡献率

因子	特征值	贡献率/%	累积贡献率/%
1	24 117.750	0.561	0.561
2	1856.685	0.043	0.605
3	1493.016	0.035	0.639
4	1113.706	0.026	0.665
5	1025.655	0.024	0.689
6	904.2898	0.021	0.710

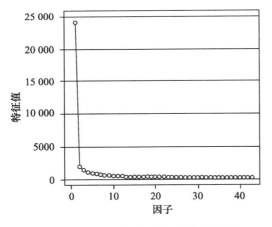

图2-3　接受手术的住院患者满意度调查指标体系碎石图

由图2-3可知，前6个因子占了大部分变异性，从第6因子之后，特征值较小且呈平缓下降趋势，每个因子仅占小部分变异性。

为便于分析，将每个指标依顺序，按照b1～b43编码。取6个主成分进行分析。在经方差最大正交旋转法进行旋转后的因子成分矩阵中，接受手术的住院患者满意度调查指标体系的二级指标结构效度分析结果见表2-7，将每一公因子中因子载荷绝对值最大的指标归为一类可以得出，"住院服务"包含指标b1～b7，主要受第1公因子支配，因子载荷为0.412～0.720；"治疗环节"包含指标b8～b20，主要受第3公因子支配，因子载荷为0.467～0.578；"辅助检查环节"包含指标b21～b26，主要受第2公因子支配，因子载荷为0.653～0.745；"服务态度"包含指标b27～b29，主要受第6公因子支配，因子载荷为0.391～0.559；"环境和后勤服务"包含指标b30～b38，其中b30～b37主要受第5公因子支配，因子载荷在0.422～0.689，而b38主要受第4公因子支配，因子载荷为0.465，其在第5公因子下因子载荷为0.392；"手术麻醉环节"包含指标b39～b43，主要受第4公因子支配，因子载荷为0.520～0.752。

以指标体系的公因子能解释50%以上的变异，且每个指标在相应的因子上有足够强度的负荷≥0.4作为结构效度良好的标准，则此指标体系结构效度一般。

表2-7　接受手术的住院患者满意度调查指标体系的二级指标结构效度分析结果

指标	主成分					
	1	2	3	4	5	6
b1	0.527	0.231	0.177	0.182	0.188	0.115
b2	0.649	0.209	0.241	0.212	0.208	0.152
b3	0.720	0.222	0.207	0.202	0.215	0.107
b4	0.716	0.221	0.253	0.227	0.191	0.125
b5	0.656	0.207	0.298	0.234	0.188	0.122
b6	0.471	0.171	0.262	0.144	0.162	0.066
b7	0.412	0.180	0.260	0.129	0.226	0.020
b8	0.456	0.203	0.467	0.187	0.203	0.116
b9	0.503	0.244	0.512	0.238	0.212	0.029
b10	0.457	0.265	0.520	0.273	0.232	0.009
b11	0.408	0.280	0.548	0.292	0.227	−0.006
b12	0.391	0.295	0.541	0.285	0.248	0.045
b13	0.418	0.269	0.556	0.253	0.247	0.106
b14	0.392	0.258	0.526	0.282	0.208	0.128
b15	0.360	0.287	0.506	0.276	0.234	0.098
b16	0.327	0.270	0.522	0.293	0.263	0.141
b17	0.303	0.265	0.559	0.217	0.247	0.246
b18	0.304	0.275	0.578	0.247	0.290	0.246
b19	0.283	0.306	0.515	0.230	0.327	0.213
b20	0.303	0.303	0.504	0.241	0.288	0.288
b21	0.246	0.653	0.322	0.210	0.244	0.063
b22	0.245	0.713	0.296	0.225	0.236	0.066
b23	0.255	0.703	0.278	0.236	0.223	0.128
b24	0.244	0.737	0.199	0.202	0.249	0.097
b25	0.241	0.745	0.185	0.211	0.274	0.108
b26	0.254	0.708	0.203	0.234	0.269	0.170
b27	0.365	0.398	0.298	0.308	0.234	0.425
b28	0.311	0.319	0.348	0.263	0.263	0.559
b29	0.347	0.337	0.331	0.303	0.328	0.391
b30	0.270	0.323	0.273	0.298	0.422	0.138
b31	0.261	0.317	0.218	0.280	0.461	0.083
b32	0.250	0.315	0.292	0.340	0.503	0.169

续表

指标	主成分					
	1	2	3	4	5	6
b33	0.232	0.231	0.219	0.191	0.688	0.119
b34	0.255	0.222	0.226	0.234	0.689	0.135
b35	0.194	0.289	0.178	0.251	0.618	0.023
b36	0.245	0.295	0.248	0.301	0.599	0.057
b37	0.257	0.270	0.319	0.429	0.441	0.170
b38	0.291	0.260	0.325	0.465	0.392	0.221
b39	0.305	0.252	0.282	0.520	0.319	0.169
b40	0.287	0.245	0.285	0.643	0.269	0.143
b41	0.277	0.242	0.245	0.679	0.277	0.090
b42	0.243	0.255	0.233	0.752	0.263	0.077
b43	0.239	0.258	0.238	0.720	0.266	0.080

（二）信度评价

本研究主要采用克朗巴赫 α 系数和分半信度来检验指标体系的信度。

1. 克朗巴赫 α 系数

反映问卷的内部一致性，即条目间相关的程度，这些条目应该反映同一独立概念的不同侧面。α 系数计算见公式（2-5）：

$$\alpha = k/(k-1)(1-\sum S_i^2/S_t^2) \qquad (2-5)$$

其中 k 为调查项目的数目，S_i^2 为第 i 个调查项目得分的方差，S_t^2 为问卷总得分的方差。一般认为，$\alpha > 0.8$ 表示内部一致性极好；α 为 0.6～0.8 时，内部一致性较好；当 $\alpha < 0.6$ 时，该指标体系的内部一致性较差。

2. 分半信度

分半信度是指在收集问卷后，将问卷中的条目分成数目相等的两组，然后计算两项项目分之间的相关系数。它是常用信度检验方法之一，反映了问卷条目的内部一致性程度，即反映了问卷检验相同内容或特质的程度。条目分组的方法有很多种，其中奇偶分组方法最为常见，它是将问卷条目按照题目编号的奇数和偶数分成两半，分半信度相关越高表示信度高，或内部一致性程度高。由于直接计算出的相关系数只代表了量表1/2的内容，所以还需要进行斯皮尔曼-布朗公式（Spearman-Brown Formula）变换，然后得到的才是真正的分半信度系数。一般而言，分半系数大于0.75为极好，小于0.4为差。

本研究采用Spearmen-Brown分半信度统计方法和克朗巴赫 α 系数，对经过结构效度分析确定的门诊患者、接受手术治疗和未接受手术的住院患者的满意度调查指标体系及其各自的一级指标，分别进行分半信度及内部信度一致性统计分析。

门诊患者和住院患者满意度调查指标体系的信度评价见表2-8。结果显示，门诊患者满意度调查指标体系总体的克朗巴赫α系数为0.952，各级指标克朗巴赫α系数为0.859～0.946，内部一致性信度极好；总体分半信度系数为0.982，各级指标分半信度为0.905～0.976，分半信度极好。此结果与克朗巴赫α系数评价结果一致。

　　未接受手术的住院患者总体的克朗巴赫α系数为0.977，各级指标克朗巴赫α系数为0.882～0.952，内部一致性信度极好；总体分半信度系数为0.971，各级指标分半信度为0.885～0.945，分半信度极好。此结果与克朗巴赫α系数评价结果一致。

　　接受手术治疗的住院患者总体的克朗巴赫α系数为0.980，各级指标克朗巴赫α系数为0.891～0.958，内部一致性信度极好；总体分半信度系数为0.978，各级指标分半信度为0.896～0.952，分半信度极好。此结果与克朗巴赫α系数评价结果一致。

表2-8　门诊患者和住院患者满意度调查指标体系的信度评价表

患者类型	一级指标	克朗巴赫α系数	分半信度
门诊患者			
	就诊前环节	0.859	0.905
	就诊环节	0.920	0.916
	辅助检查环节	0.946	0.976
	取药环节	0.931	0.916
	环境和后勤服务	0.875	0.923
	评价体系	0.952	0.982
住院患者			
未接受手术治疗	住院服务	0.888	0.893
	治疗环节	0.952	0.938
	辅助检查环节	0.945	0.945
	服务态度	0.882	0.885
	环境及后勤服务	0.927	0.921
	评价体系	0.977	0.971
接受手术治疗	住院服务	0.893	0.908
	治疗环节	0.958	0.951
	辅助检查环节	0.947	0.952
	服务态度	0.891	0.896
	环境及后勤服务	0.932	0.927
	手术麻醉环节	0.931	0.938
	评价体系	0.980	0.978

第二节　对象与方法

一、评价对象

本研究中，患者就医体验评价体系调查的对象包括在医院就医的门诊和住院患者或家属。患者是指意识清醒、能自行完成或在调查员的帮助下能完成移动终端题目作答的18周岁及以上的患者。只有在患者年龄低于18周岁或无法自行完成的情况下（所涉及的示例有严重精神障碍、昏迷、痴呆等），才由陪护家属作答。

纳入标准：①以对医院服务接触面广、可测评性强的患者为主。门诊患者选择完成当次就诊的患者；住院患者选择入院24小时以上，有一定住院就诊经历的患者。②年龄≥18周岁。③手术科室需纳入术后患者，且患者术后神志清醒。

排除标准：①急危重症、无法自主答题的患者；②精神病患者；③情绪不稳定患者。

二、评价范围

国家医患体验研究基地使用患者就医体验评价体系逐步在我国31个省、自治区、直辖市的1090家医院进行了门诊患者及住院患者就医体验调查，其中三级医院615家，二级医院315家，一级医院160家。

将省、自治区、直辖市按照国家行政区域划分进行归类，具体为：

华北地区（5个省/自治区/直辖市）：河北省、山西省、内蒙古自治区、北京市、天津市；

东北地区（3个省）：辽宁省、吉林省、黑龙江省；

华东地区（7个省/直辖市）：江苏省、浙江省、安徽省、福建省、江西省、山东省、上海市；

华中地区（3个省）：河南省、湖北省、湖南省；

华南地区（3个省/自治区）：广东省、海南省、广西壮族自治区；

西南地区（5个省/自治区/直辖市）：四川省、贵州省、云南省、西藏自治区、重庆市；

西北地区（5个省/自治区）：陕西省、甘肃省、青海省、宁夏回族自治区、新疆维吾尔自治区。

按照原中华人民共和国卫生部于1989年11月29日颁布的《医院分级管理办法》，根据医院的功能和任务不同，将其划分为一、二、三级。

三、抽样方法

抽样方法综合考虑可能影响评价结果的各项指标因素，确立了基于医院层、科室层、病区层及治疗组层为抽样基础单元的计算原则，最大限度确保每个抽样单元均具备统计学测评意义，为多级深入分析提供科学的数据基础。

（一）抽样量计算

采用患者就医体验评价体系抽样模型（图2-4）进行样本量计算，该模型综合考虑了抽样推断的置信度、极限误差、预估成数、回答率和体量大小等统计学因素对样本量的影响，同时考虑到医院科室重要性、风险性的综合评价对置信度、极限误差等参数的差异化需求。依托人工智能平台对医院科室重要性和风险性进行全面评估，再根据评估结果智能修正参数，确定符合科室实际特征的参数值，从统计学层面确保测评抽样的科学性和有效性。根据医院规模及科室设置情况不同，门诊患者单次抽样比例预计可达到日门诊量的10%～30%，住院患者单次抽样比例预计可达到日住院量的30%～55%。

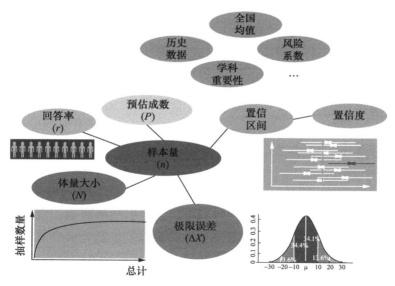

图2-4 患者就医体验评价体系抽样模型

（二）样本选取

测评原则上将单科室测评数据分布至各病区及各病房，进一步增强测评覆盖范围，严格遵循分层随机抽样的原则。

四、评价内容

测评内容为患者就医体验评价体系的患者就医体验测评问卷（附录3和附录4），包括门诊患者、住院患者就医体验测评两个指标体系。

患者就医体验测评量表结构包括问卷标题；知情同意书；甄别内容；社会人口学信息（包括但不限于评价对象的性别、年龄、收入情况、来院理由、费用支付类别等）；正式评价问卷（内容涵盖医疗、护理、辅检科室的诊疗质量和服务水平等相关内容，以及就诊环境、后勤保障、医德医风、患者安全等具体因素指标）；总体评价指标（整体就医感受、认同度、忠诚度）。测评量表每个条目采用李克特量表5级评价，从很不满意到很满意分别赋值为1、2、3、4、5。得分越高，表示对该条目内容的满意度越高。

门诊患者就医体验评价指标体系根据医疗管理归纳总结出三级指标体系，其中一级指标4项、二级指标9项、三级指标26项。

住院患者就医体验评价指标体系根据医疗管理归纳总结出三级指标体系，其中一级指标5项、二级指标17项、三级指标45项。

指标体系总分为各项指标得分的加权平均数。

第三节　数据采集与质控

一、数据采集路线

患者就医体验评价数据采集实施路线见图2-5，分为3个阶段共10个流程，形成患者就医体验评价闭环。

第一个阶段为数据采集阶段，包括项目确认、任务发起、测评实施、现场清洗和后台质控五个流程；第二个阶段为数据分析阶段，包括数据入库、分析建模和数据挖掘三个流程；第三个阶段为辅助决策提供阶段，包括智能决策和持续跟踪两个流程。

二、数据采集方式

需进行患者就医体验评价的医院在测评任务管理系统中进行测评项目确认，确认内容包括患者就医体验评价的周期、测评内容、需测评的科室、样本总量等。项目确认后由人工智能数据抽样模型进行抽样，并在测评任务管理系统中发起测评任务。

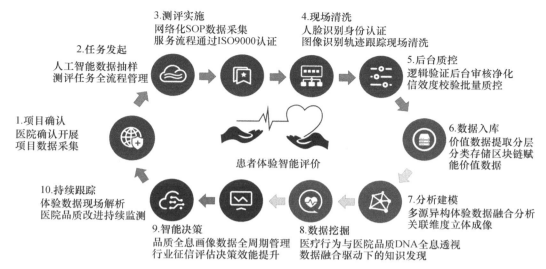

图2-5　患者就医体验评价数据采集实施路线图

由第三方测评机构派出经专业培训和考核并具备上岗资质的测评人员深入临床各科室，按计划样本量逐一进行测评数据采集。测评人员根据事先设定好的甄别内容选定符合测评条件的调查对象。征得调查对象同意之后，将专用移动测评终端交给调查对象进行不记名的自助式点选作答。正式作答之前移动终端会弹出书面知情同意告知信，再次征求调查对象意愿。

测评过程中，测评人员仅对测评指标向调查对象进行必要说明，由调查对象进行不记名的自行点选作答。测评结果自动存储并上传至云平台，全程无人为因素干扰，有效确保测评数据客观性、真实性和有效性。

三、数据质控流程

患者就医体验评价的数据清洗及质控办法分为现场智能数据清洗和后台质量控制。

图2-6为现场数据清洗的示意图，包括四个方面：①通过人脸检测技术，监测调查对象是否独立完成评价；②通过人脸识别技术，甄别调查对象是否多次作答；③通过GPS定位，监测专用移动测评终端的运动轨迹；④通过现场测评督导抽检，实时掌握测评现场情况。

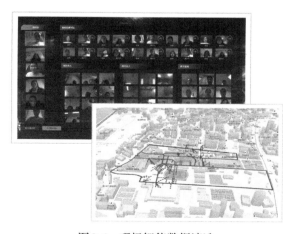

图2-6　现场智能数据清洗

图2-7展示了后台质量控制的检验结果。检验分为逻辑验证和数据信度校验，所有入库待分析的数据Cronbach's α系数均高于0.90，可认为数据可靠性高。以此确保数据的客观、真实和不可篡改性。只有经过多轮次智能化数据质量筛查、校验和净化的"价值数据"才能够进入数据库，最终成为有效数据，参与后续分析应用。

可靠值统计量

Cronbach's α	基于标准化项的 Cronbachs α	项数
0.905	0.923	0.26

摘要项统计量

	均值	极小值	极大值	范围	极大值/极小值	方差	项数
项的均值	3.625	2.546	4.254	1.709	1.671	0.335	0.26
项方差	1.888	0.562	4.264	3.702	7.585	1.824	0.26

图2-7 信度校验

第四节 数据分析

一、数据平台概况

本研究通过整合全国各区域患者就医体验评价数据，打造了如图2-8（彩图2-8）

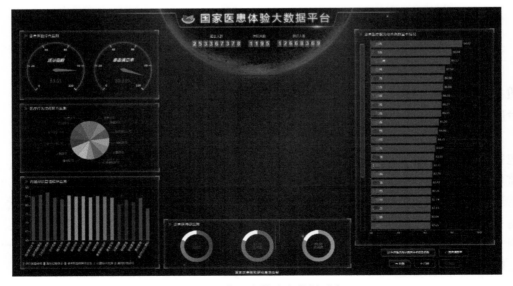

图2-8 国家医患体验大数据平台

所示的集数据处理、监测管理、品质画像和横纵分析于一体的国家医患体验大数据平台。以信息化提升数据化管理与服务能力，对就医人群开展标准化、大规模、持续性的居民就医体验现状分析，做到"用数据说话、用数据决策、用数据创新"。

该数据平台目前覆盖全国31个省、自治区、直辖市，1090家医院，1240余万人次的患者就诊体验数据，数据总量已达到5.5亿条。平台从全国、省、市、县级层面，为全国千余家医院建立了全维度、广范围、持续性的实时监测机制，可对医院在医疗服务能力、医疗服务质量、健康宣教和安全用药等方面的体验数据进行深入挖掘分析。

二、数据分析路径

通过对患者就医体验评价数据的流程研究，形成了图2-9中的"一云三端"智能分析路径。实现了对患者就医体验评价数据从采集、清洗、分析到应用管理的全流程处理，具有智能的统计分析、数据挖掘和业务建模等功能。以高可用、高性能、高扩展的特性，为各级医院管理部门提供优质的大数据分析服务。

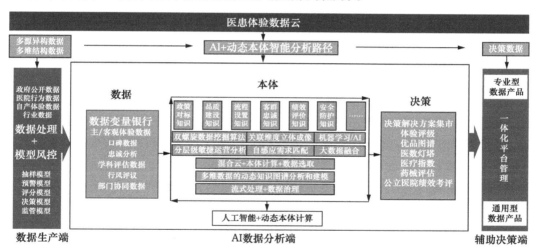

图2-9　"一云三端"智能分析路径图

在该智能分析路径中，数据生产端通过数据处理和模型风控将多源异构数据和多维结构数据颗粒化，形成多种类型的数据变量银行。再通过数据分析端的人工智能和动态本体计算框架，利用双螺旋分析算法、关联纬度立体成像算法和多维数据的动态知识图谱模型进行数据钻取和分析。最后形成了体验评级、医疗指数和医数灯塔等一系列的辅助决策端产品输出。该三端和医患体验数据云整合在一起，形成了动态本体智能分析路径。

三、统计分析方法

每次测评结束后，均需对数据进行信度分析，对测评结果的可信度进行检验，只有Cronbach's α系数大于0.9的测评，数据才可进入数据库并参与后续的分析与应用。α系数的计算见公式（2-6）。

$$\alpha = k/(k-1)(1-\sum S_i^2/S_t^2) \tag{2-6}$$

式中，k为调查项目的数目；S_i^2为第i个调查项目得分的方差；S_t^2为问卷总得分的方差。

信度检验结束后，依托"患者就医体验分析系统"中的分数计算模型，采用聚类分析、交叉分析、回归分析、相关分析和时间序列分析等统计学分析方法对各级各类的指标进行计算，得出全院和各临床科室的患者满意率和内在质量指数。

患者满意率（公式2-7）是患者对于医疗行为过程环节综合体会表象的直接表达，能够较真实和客观地反映某个问题或过程环节的满意程度。医疗内在质量指数（公式2-8）是通过患者感知医院内在服务管理具体度量，能够客观真实地反映医院内在质量和服务质量。

$$PSR = \frac{满意的人数}{调查总人数} \times 100\% \tag{2-7}$$

式中，PSR为患者满意率，即选择"很满意"和"满意"的人数占调查总人数的百分比。

$$PSL_i = \frac{1}{q}\sum_{i=1}^{q} X_i \times 20 \tag{2-8}$$

式中，PSL_i为第i项基础指标的内在质量指数；q为第i项基础指标的答题人数；X_i为第i项基础指标的患者评价分值，分值有"1、2、3、4、5"五个取值。

经多轮次国内外专家论证，对患者的医疗行为过程环节进行梳理及归纳总结，通过基础指标对医疗行为各环节进行全面测评分析，结合医疗行为过程环节患者体验感知，综合评判出医院现阶段主要贡献环节和失分环节，得出影响患者体验的主要得分因素和失分因素，结果用满意率表示。对医疗内涵品质管理模块进行梳理，将医疗内涵品质管理模块归纳总结出三级指标体系，利用综合评估诊断分析系统，对医疗内涵品质管理模块进行缺陷因素分析和效能影响度评估，依据综合服务质量持续改进的原则为医院提出改善建议，结果用内在质量指数表示。

第三章　2018—2020年医院患者体验的总体情况

第一节　患者样本概况

一、人口社会学特征

国家医患体验研究基地逐步在我国31个省、自治区、直辖市的1090家医院进行了门诊和住院患者的就医体验调查，其中三级医院为615家，二级医院为315家，一级医院为160家。共计调研1274余万份样本，有效入库样本量1240余万份，问卷回收率100%，有效分析数据入库率达97.36%。纳入分析的数据Cronbach's α系数均高于0.9，数据可靠性高。

调查对象社会人口学情况见表3-1。测评有效入库样本中，患者样本主要为女性，年龄主要为19～59岁，门诊和住院患者社会人口学信息见表3-1。

表3-1　调查对象社会人口学情况

社会人口学情况	门诊患者人数占比/%	住院患者人数占比/%
性别		
男	39.04	48.66
女	60.96	51.34
年龄/岁		
≤18	14.13	8.54
19～39	50.46	27.37
40～59	23.53	31.05
60～79	10.78	27.27
≥80	1.10	5.77
长期居住地		
本市	85.38	85.47
本省其他城市	9.60	5.10
外省（市）	4.89	9.29
港澳台	0.04	0.09
国外	0.09	0.05
家庭年收入/万元		

续表

社会人口学情况	门诊患者人数占比/%	住院患者人数占比/%
<3	36.78	43.66
3～10	44.15	38.32
11～20	15.70	16.30
21～50	2.58	1.29
>50	0.79	0.43

门诊样本中，男性占比 39.04%，女性占比 60.96%；18 岁及以下占比 14.13%，19～39 岁占比 50.46%，40～59 岁占比 23.53%，60～79 岁占比 10.78%，80 岁及以上占比 1.10%；长期居住在本市的患者占 85.38%，本省其他城市的患者占 9.60%，外省（市）的患者占 4.89%，港澳台患者占 0.04%，长期居住国外患者占 0.09%；就诊患者的家庭年收入在 3 万元以下的占 36.78%，3 万～10 万元的占 44.15%，11 万～20 万元的占 15.70%，21 万～50 万元的占 2.58%，50 万元以上的占 0.79%。

住院样本中，男性占比 48.66%，女性占比 51.34%；18 岁及以下占比 8.54%，19～39 岁占比 27.37%，40～59 岁占比 31.05%，60～79 岁占比 27.27%，80 岁及以上占比 5.77%；长期居住在本市的患者占 85.47%，本省其他城市的患者占 5.10%，外省（市）的患者占 9.29%，港澳台患者占 0.09%，长期居住国外患者占 0.05%；就诊患者的家庭年收入在 3 万元以下的占 43.66%，3 万～10 万元的占 38.32%，11 万～20 万元的占 16.30%，21 万～50 万元的占 1.29%，50 万元以上的占 0.43%。

二、就医特征

样本就医特征情况见表 3-2。

门诊患者中，城镇职工医保占 22.07%，城乡居民医保占 38.99%，生育保险占 1.19%，工伤保险占 0.22%，商业保险占 0.89%，公费医疗占 2.34%，军队医改占 0.40%，异地医保占 1.62%，自费占 32.28%；来院就诊的患者中学生占 11.06%，公司职员占 21.27%，企事业高管占 0.99%，工人占 7.28%，农民占 13.93%，公务员占 2.35%，军人占 0.53%，（离）退休占 6.10%，自由职业占 12.36%，无业占 24.13%；初诊占 57.63%，复诊占 42.37%。患者就诊挂号方式的构成中，医院窗口挂号占 61.36%，医院自助机器挂号占 13.36%，电话预约挂号占 2.11%，网络预约挂号占 9.66%，手机 APP 预约占 13.51%；门诊患者到院就诊理由的构成比中，医院名气大占 21.19%，专家多占 10.71%，技术高占 10.41%，服务态度好占 8.15%，就近方便占 31.76%，设备先进占 2.73%，就诊环境好占 3.06%，收费合理占 1.05%，他人介绍占 3.15%，院内有熟人占 0.63%，其他占 7.16%。

住院患者中，城镇职工医保占 32.29%，城乡居民医保占 50.51%，生育保险占

0.78%，工伤保险占0.70%，商业保险占0.74%，公费医疗占1.07%，军队医改占0.40%，异地医保占2.61%，自费占10.90%；来院就诊的患者中学生占4.98%，公司职员占15.79%，企事业高管占0.85%，工人占7.59%，农民占21.93%，公务员占1.69%，军人占0.52%，（离）退休占14.34%，自由职业占6.87%，无业占25.44%；患者住院转诊情况构成比中，上级医院转诊占2.29%，同级医院转诊占2.85%，下级医院转诊占7.09%，社区诊所转诊占0.57%，非转诊（直接来院）占87.20%；住院患者到院就诊理由的构成比中，医院名气大占15.44%，专家多占13.15%，技术高占16.61%，服务态度好占12.52%，就近方便占16.10%，设备先进占7.33%，就诊环境好占7.82%，收费合理占3.63%，他人介绍占3.37%，院内有熟人占2.05%，其他占1.98%。

表3-2　就医特征情况

就医特征	门诊患者人数占比/%	住院患者人数占比/%	就医特征	门诊患者人数占比/%	住院患者人数占比/%
费用类别			是否转诊		
城镇职工医保	22.07	32.29	上级医院转诊		2.29
城乡居民医保	38.99	50.51	同级医院转诊		2.85
生育保险	1.19	0.78	下级医院转诊		7.09
工伤保险	0.22	0.70	社区诊所转诊		0.57
商业保险	0.89	0.74	非转诊（直接来院）		87.20
公费医疗	2.34	1.07	挂号方式		
军队医改	0.40	0.40	医院窗口	61.36	
异地医保	1.62	2.61	医院自助	13.36	
自费	32.28	10.90	电话预约	2.11	
职业类型			网络预约	9.66	
学生	11.06	4.98	手机APP预约	13.51	
公司职员	21.27	15.79	来院理由		
企事业高管	0.99	0.85	医院名气大	21.19	15.44
工人	7.28	7.59	专家多	10.71	13.15
农民	13.93	21.93	技术高	10.41	16.61
公务员	2.35	1.69	服务态度好	8.15	12.52
军人	0.53	0.52	就近方便	31.76	16.10
（离）退休	6.10	14.34	设备先进	2.73	7.33
自由职业	12.36	6.87	就诊环境好	3.06	7.82
无业	24.13	25.44	收费合理	1.05	3.63
就诊次数			他人介绍	3.15	3.37
初诊	57.63		院内有熟人	0.63	2.05
复诊	42.37		其他	7.16	1.98

第二节　门诊患者体验总体情况

一、总体满意率

2019年、2020年的患者就医体验满意率较2018年均略有下降，其中2019年的患者就医体验满意率最低，为80.82%，2018年的患者就医体验满意率最高，为81.74%，2020年的患者就医体验满意率为81.58%。2019年与2018年的差值为－0.92%，2020年与2019年的差值为0.76%。

二、不同体验要点的指数

表3-3中，2018—2020年连续3年的监测结果显示，医院环境、安保管理、信息公示、诊疗服务、患者隐私保护、服务效率的患者体验指数上升较为显著。门诊候诊秩序、医生检诊耐心程度、缴费等候时间、病情及治疗方案告知、检查及放射等辅助检查的预约等候时间，以及出报告时间、门诊便民服务等患者就医体验影响要点指数持续上升。这提示，随着"以患者为中心"理念逐渐深入人心以及医院硬件设施的提升变化，医患沟通效率逐步提升，后勤保障水平也进一步提高。

表3-3　门诊患者就医体验要点指数

体验要点	各年份要点指数/分			指数差值/分	
	2018年	2019年	2020年	2019年与2018年	2020年与2019年
诊疗服务	78.34	78.68	79.55	0.34	0.87
患者隐私保护	81.76	82.11	82.40	0.35	0.29
服务流程	74.41	74.42	74.91	0.01	0.49
服务效率	77.96	78.32	79.44	0.36	1.12
服务态度	80.49	80.16	81.15	－0.33	0.99
医院环境	79.65	79.67	80.89	0.02	1.22
安保管理	79.62	79.62	81.08	0.00	1.46
信息公示	78.62	79.19	80.75	0.57	1.56
费用感知	73.57	73.46	74.54	－0.11	1.08

三、主要问题环节

门诊是患者就医的"第一站"。关于门诊就医的"三长一短"问题（挂号时间长、候诊时间长、取药时间长和看病时间短）是各级各类医院亟须解决的问题。随着强基层、分级诊疗、预约诊疗及智慧医疗等政策制度的推行，全国门诊患者挂号方式有了明显的变化。

连续3年的数据监测结果显示，窗口挂号患者明显减少，与2018年相比，2020年窗口挂号占比下降24.72%。预约挂号显著增多，通过网络预约和手机APP预约的占比明显上升，分别上升7.98%、16.02%。其中三级医院与二级医院窗口挂号的患者分别下降25.91%、13.29%；预约挂号占比均有不同程度的上升，其中三级医院预约挂号推行效果明显，手机APP挂号患者占比上升17.95%，网络预约挂号占比上升8.87%。同时，门诊患者的挂号等候时间及缴费等候时间有了明显的改善，2019年门诊患者的挂号等候时间及缴费等候时间的就医体验指数较2018年分别上升0.85分、2.66分（表3-4）。2020年由于预约诊疗有利于疫情防控，各级各类医院常态化推行预约诊疗工作，预约挂号率上升显著，但由于疫情防控的需要，患者就医流程有所改变，患者就医等待时间没有明显变化。

表3-4 门诊患者就医体验等候时间类影响要素体验指数

影响要素	体验指数/分			指数差值/分	
	2018年	2019年	2020年	2019年与2018年	2020年与2019年
挂号等候时间	77.38	78.23	78.11	0.85	−0.12
缴费等候时间	83.97	86.63	88.28	2.66	1.65
候诊时长	68.66	68.24	68.71	−0.42	0.47
诊疗服务时长	73.12	71.00	70.62	−2.12	−0.38
检验检查等候时间	75.41	75.71	78.63	0.30	2.92
检验出报告时间	77.52	77.65	78.68	0.13	1.03
放射检查等候时间	76.30	76.27	77.43	−0.03	1.16
放射检查出报告时间	77.08	77.12	78.02	0.04	0.90
超声检查等候时间	74.67	74.62	76.48	−0.05	1.86
超声检查出报告时间	77.77	77.76	78.76	−0.01	1.00
等候取药时间	81.49	80.87	80.62	−0.62	−0.25

表3-4中结果显示，尽管门诊患者的挂号缴费等候时长有了一定的改善，但数据结果显示门诊患者等候时间长的问题仍然存在，需持续关注。

第三节 住院患者体验总体情况

一、总体满意率

2018—2020年住院患者就医体验总体满意率分别为90.56%、91.30%和90.15%，均高于90.00%。自2018年以来，除价格感知环节的住院患者就医体验满意率略低于80.00%外，剩余12项就医环节的住院患者体验满意率均高于80.00%，其中接诊环节、治疗环节、护理环节、服务感知环节和身份核查环节的住院患者就医体验满意率一直维持在90.00%以上。

二、不同环节的满意率

从表3-5中2018—2020年住院患者就医环节体验满意率结果排名来看，服务感知环节的患者满意率在13项环节中的排名由2018年的第5名提升至第2名，身份核查环节的患者满意率在13项环节中的排名由2019年的第4名提升至第1名，两项环节对患者就医体验的贡献日益提升。

表3-5　住院患者就医环节体验满意率结果排名

年份	服务感知环节体验满意率结果排名	身份核查环节体验满意率结果排名
2018年	5	3
2019年	3	4
2020年	2	1

患者就医体验推动着医疗服务从传统的"以疾病为中心"向"以患者为中心"的转变，患者就医体验也逐渐成为医院管理者关注的重点，患者对医疗服务的感知及其在就医过程中的参与感逐渐加强，在一定程度上促进了服务感知环节和身份核查环节贡献地位的提升。

三、主要问题环节

2018—2020年住院患者就医体验结果显示，价格感知环节、后勤环节和查房环节的患者满意率在13项就医环节中的排名一直处于后三位，且2020年患者满意率较2019年均有下降。

经大量医院的测评结果验证，价格感知环节（涉及住院患者体验的影响因素为费用查询方式、诊疗费效比感知）、后勤环节（涉及住院患者体验的影响因素为病房卫生间保洁、床铺被褥清洁、膳食服务、安保管理）及查房环节（涉及住院患者体验的影响因素为医生查房细致程度、主治医生查房频次、住院医生查房频次及护理巡视频次）是较多医院的重点改进项目，需持续重点关注。

第四节　三级医院和二级医院的患者体验总体差异

一、门诊患者体验差异

（一）三级医院与二级医院门诊患者就医体验满意率波动小

2018—2020年三级医院与二级医院门诊患者就医体验测评结果显示，二级医院患者就医体验满意率略高于三级医院；近三年三级医院与二级医院的患者就医体验满意率均有波动，其中三级医院的患者就医体验满意率波动幅度相对较小，二级医院的患者就医体验满意率波动幅度相对较大。各级医院的门诊患者就医体验满意率仍有较大的提升空间。

（二）三级医院的优势在于患者隐私保护、安保管理、门诊配套设施

门诊患者就医体验影响要素监测结果显示，三级医院持续占领先优势的为导医指引、信息公示、患者隐私保护、门诊便民服务、安保措施、放射检查和超声检查出报告时间等。

（三）二级医院的优势在于检诊耐心程度、门诊卫生及诊疗性价比感知

由于二级医院患者体量明显较三级医院小，在门诊"三长一短"的问题上，二级医院较三级医院的患者就医体验更好。此外，二级医院的医生检诊耐心程度、门诊卫生和诊疗性价比感知等较三级医院门诊患者的就医体验更好。

二、住院患者体验差异

（一）三级医院患者就医体验满意率高于二级医院

2019年三级医院患者就医体验总体满意率为92.08%，较二级医院患者就医体验总体满意率（89.57%）高2.51%；2020年三级医院患者就医体验总体满意率为90.36%，较二级医院患者就医体验总体满意率（89.38%）高0.98%。

2020年就医患者体验满意率结果显示，二级医院除价格感知环节、查房环节、入院环节、后勤环节的患者满意率高于三级医院外，其余就医环节的患者满意率均低于三级医院，其中差距较大的环节是导视环节和投诉环节。

（二）三级医院的优势在于身份核查环节、护理环节

2018—2020年三级医院患者就医环节体验结果显示，三级医院患者体验感知较好

的环节是护理环节、身份核查环节，连续3年的就医体验满意率均高于90.00%。

目前，三级医院由于专业技术水平高，重症、大病的患者收治较多，患者来院理由较多的是三级医院技术高、专家多等。医院负荷较重的情况下，改善患者就医体验则首先需要考虑患者的安全和诊疗效果等质量性质的指标，因而促进了相关环节患者满意率的提升。

（三）二级医院的优势在于入院环节、接诊环节

2018—2020年二级医院患者就医环节体验结果显示，二级医院患者体验感知较好的环节是入院环节和接诊环节，连续3年的就医体验满意率均高于90.00%。

二级医院相较于三级医院，其负荷相对较轻，入院、接诊的速度方面明显优于三级医院，医生接诊压力相对小的情况下，病情了解、沟通、解释告知等工作做得都更为充分，因此二级医院的入院环节和接诊环节的患者体验相对较好。

第五节　公立医院和民营医院的患者体验总体差异

一、门诊患者体验差异

（一）民营医院门诊患者就医体验满意率高于公立医院

相对于公立医院，民营医院门诊患者就医体验满意率相对较高。历史数据对比显示，民营医院门诊患者就医体验满意率呈逐年上升趋势，公立医院门诊患者就医体验满意率在2019年有小幅下降，在2020年随即上升。

患者就医环节体验方面：民营医院的患者就医体验满意率明显高于公立医院，根据历史对比趋势可见，取药环节满意率公立医院与民营医院趋同，均持续下降；就诊环节满意率公立医院持续下降，民营医院持续上升。

（二）公立医院的病情及治疗方案告知、诊疗性价比感知的患者就医体验更好

2018—2020年患者就医体验监测结果显示，虽然民营医院门诊患者整体较公立医院体验更好，但公立医院的病情告知、诊疗性价比感知具有优势。

二、住院患者体验差异

（一）民营医院患者就医体验满意率提升明显

"十三五"以来，《关于加快发展社会办医的若干意见》（国卫体改发〔2013〕54号）、《"健康中国2030"规划纲要》、《关于支持社会力量提供多层次多样化医疗服务的

意见》（国办发〔2017〕44号）等相关政策陆续出台，明确了今后一个时期发展民营医院的主要任务和政策措施，民营医院已经成为我国医疗卫生服务体系的重要组成部分。通过对比公立医院与民营医院住院患者就医体验满意率发现，民营医院患者体验满意率提升明显，其中2020年民营医院患者就医体验满意率为92.62%，比2019年患者就医体验满意率（90.69%）上升1.93%。相较而言，公立医院的患者就医体验满意率变化幅度较为平稳，2020年较2019年下降0.82%。

（二）民营医院患者就医体验满意率高于公立医院

从2020年公立医院与民营医院的患者就医体验总体满意率来看，2020年民营医院的患者就医体验总体满意率为92.62%，较公立医院高2.74%。

从2018—2020年公立医院与民营医院的就医环节患者体验满意率结果看，除手术麻醉环节外，公立医院仅2019年有少数环节的患者满意率略占优势，民营医院其余年份各环节的患者满意率均高于公立医院，入院环节、辅检环节、后勤环节及投诉环节差距最为显著。

（三）公立医院与民营医院手术麻醉环节患者就医体验满意率差距较大

2018—2020年，公立医院手术麻醉环节的患者就医体验满意率分别为89.40%、91.24%、90.00%，较民营医院手术麻醉环节患者就医体验满意率分别高13.43%、33.23%、19.89%。就大多数公立医院而言，其具备独特的优势，主要以管理规范、地理位置相对优越等综合性优势吸引患者。而民营医院主要以服务、技术等亮点优势吸引患者，患者对民营医院的期望则更高，对于需要进行手术的患者，更应注意与患者沟通的语言及方式方法，用易于理解、听得懂的语言详细、清楚地告知手术方案、替代方法、并发症的处置预案以及相关医疗费用等，让患者可以根据自身情况做出选择，提升患者体验。

第四章　2018—2020年医院门诊患者体验评价

第一节　门诊患者满意率比较

一、门诊患者就医体验满意率比较

（一）全国门诊患者就医体验满意率比较

2018—2020年门诊患者就医体验测评结果显示，2019年、2020年的患者就医体验满意率较2018年均略有下降，其中2019年的患者就医体验满意率最低，为80.82%，2018年的患者就医体验满意率最高，为81.74%，2020年的患者就医体验满意率为81.58%。2019年与2018年的差值为−0.92%，2020年与2019年的差值为0.76%。

（二）不同区域门诊患者就医体验满意率比较

将医院根据国家省级行政区域划分成东北、华东、华北、华中、华南、西南、西北7个区域，对比不同区域门诊患者就医体验满意率（表4-1）发现，与2018年相比，2019年住院患者就医体验满意率上升的地区为东北地区、华北地区、华中地区、西北地区，其余3个地区均有不同程度的下降。与2019年相比，2020年门诊患者就医体验满意率整体上升的地区为华东地区、华南地区和西南地区。2018—2020年各个区域的门诊患者就医体验满意率差距逐渐增加，但总体差异不大。

表4-1　不同区域医院门诊患者就医体验满意率/%

区域	2018年	2019年	2020年
东北	85.78	88.13	87.68
华东	85.32	80.93	82.82
华北	82.75	84.59	82.01
华中	79.65	80.91	77.73
华南	81.02	79.65	88.77
西南	80.39	79.95	81.73
西北	76.87	78.49	77.71

（三）三级医院与二级医院门诊患者就医体验满意率比较

表4-2中，2018—2020年三级医院与二级医院门诊患者就医体验测评结果显示，二级医院的患者就医体验满意率略高于三级医院，其中三级医院的患者就医体验满意率波动幅度相对较小，二级医院的患者就医体验满意率波动幅度相对较大，2019年较2018年下降1.92%，2020年较2019年上升1.56%。

表4-2　三级医院与二级医院门诊患者就医体验满意率

医院等级	就医体验满意率/%			满意率差值/%	
	2018年	2019年	2020年	2019年与2018年	2020年与2019年
三级医院	80.24	80.57	80.25	0.33	−0.32
二级医院	83.12	81.20	82.76	−1.92	1.56

（四）公立医院与民营医院门诊患者就医体验满意率比较

表4-3中，2018—2020年公立医院与民营医院门诊患者就医体验测评结果显示，民营医院的患者就医体验满意率明显高于公立医院，且公立医院的门诊患者就医体验满意率在2019年有小幅下降，在2020年随即上升。民营医院的患者满意率一直处于上升趋势，2020年较2018年提升了3.40%。

表4-3　公立医院与民营医院门诊患者就医体验满意率

医院类型	就医体验满意率/%			满意率差值/%	
	2018年	2019年	2020年	2019年与2018年	2020年与2019年
公立医院	81.30	80.05	81.50	−1.25	1.45
民营医院	85.25	87.39	88.65	2.14	1.26

二、门诊患者就医环节体验满意率比较

通过对患者就医过程的梳理和多轮次专家论证，门诊患者就医体验评价体系归纳总结出10个患者就医环节，通过26项基础指标对患者的就医各环节进行全面测评分析。

表4-4中，门诊患者就医环节体验满意率情况显示，2020年10个门诊患者就医环节体验满意率较高的为导诊环节（涉及的门诊患者体验的影响因素为导医指引）和导视环节（涉及的门诊患者体验的影响因素为导引设施准确度、医生出诊信息公布），2020年门诊患者就医体验满意率较低的环节为价格感知环节（涉及的门诊患者体验的影响因素为诊疗性价比）、候诊环节（涉及的门诊患者体验的影响因素为候诊秩序、候诊时长）和辅检环节（涉及的门诊患者体验的影响因素为检验检查等候时间、检验出报告时间、放射检查等候时间、放射检查出报告时间、超声检查等候时间、超声检查出报告时间）。

表4-4　门诊患者就医环节体验满意率比较

就医环节	满意率/%			满意率差值/%	
	2018年	2019年	2020年	2019年与2018年	2020年与2019年
导诊环节	86.20	85.17	84.15	−1.03	−1.02
导视环节	83.55	83.38	83.71	−0.17	0.33
挂号收费环节	80.51	80.35	78.91	−0.16	−1.44
候诊环节	72.79	71.46	71.90	−1.33	0.44
就诊环节	79.66	79.22	77.63	−0.44	−1.59
辅检环节	72.65	71.24	73.22	−1.41	1.98
后勤环节	78.36	77.20	79.56	−1.16	2.36
投诉环节	75.19	72.97	74.25	−2.22	1.28
价格感知环节	63.80	63.55	66.73	−0.25	3.18
取药环节	80.50	77.72	77.44	−2.78	−0.28

　　通过连续3年的持续监测显示，就诊环节、挂号收费环节、导诊环节及取药环节的患者满意率在3年的观测中呈连续下降的趋势，需重点关注；2020年价格感知环节、后勤环节、辅检环节及投诉环节的患者满意率较2019年有较大幅提升，表明随着"以患者为中心"思想的逐渐深入人心及医院硬件设施的发展改进，医患沟通效率逐步提升，后勤保障水平也进一步提高。

　　与2018年相比，2019年10项门诊患者就医环节体验满意率均有不同程度的下降，其中下降较显著的就医环节有取药环节、投诉环节。

　　与2019年相比，2020年门诊患者就医环节体验满意率上升的有6个，上升区间为0.33%～3.18%，其中上升最显著的环节是价格感知环节。

三、门诊患者就医体验影响因素满意率比较

　　表4-5中，2020年门诊患者就医体验影响因素满意结果显示，满意率较高的影响因素有病情及治疗方案告知、医生出诊信息公布、导医指引等，满意率较低的影响因素有诊疗服务时长、候诊时长等。

表4-5　门诊患者就医体验影响因素满意率情况

影响因素	满意率/%			满意率差值/%	
	2018年	2019年	2020年	2019年与2018年	2020年与2019年
导医指引	85.78	85.20	84.51	−0.58	−0.69
导引设施准确度	83.98	83.50	83.17	−0.48	−0.33
医生出诊信息公布	82.63	83.50	85.29	0.87	1.79
挂号等候时间	72.29	72.26	69.91	−0.03	−2.35
缴费等候时间	81.35	84.08	84.06	2.73	−0.02
候诊秩序	77.60	77.73	79.15	0.13	1.42

续表

影响因素	满意率/%			满意率差值/%	
	2018年	2019年	2020年	2019年与2018年	2020年与2019年
候诊时长	60.19	59.44	58.65	−0.75	−0.79
诊疗服务时长	63.97	60.00	57.65	−3.97	−2.35
检诊耐心程度	76.16	78.36	80.10	2.20	1.74
病情及治疗方案告知	86.26	88.62	87.78	2.36	−0.84
患者隐私保护	84.70	84.66	83.27	−0.04	−1.39
检验检查等候时间	68.14	68.07	72.65	−0.07	4.58
检验出报告时间	72.89	72.79	72.91	−0.10	0.12
放射检查等候时间	69.70	68.99	69.61	−0.71	0.62
放射检查出报告时间	71.49	70.86	70.94	−0.63	0.08
超声检查等候时间	66.45	65.43	67.68	−1.02	2.25
超声检查出报告时间	73.88	73.16	73.42	−0.72	0.26
门诊配套服务	78.85	79.23	80.32	0.38	1.09
卫生间清洁及设施	74.89	73.37	76.16	−1.52	2.79
门诊环境卫生	78.45	77.22	79.76	−1.23	2.54
安全保卫措施	79.59	79.06	81.80	−0.53	2.74
投诉信息公布	73.60	72.94	73.60	−0.66	0.66
诊疗性价比	61.14	61.23	63.82	0.09	2.59
等候取药时间	78.52	76.13	74.87	−2.39	−1.26
药物用法告知	77.94	75.97	76.46	−1.97	0.49
门诊工作人员服务态度	82.40	80.71	81.69	−1.69	0.98

2018—2020连续3年的监测结果显示，医生出诊信息公布、候诊秩序、检诊耐心程度、门诊配套服务和诊疗性价比的患者满意率持续上升，但导医指引、导引设施准确度、挂号等候时间、候诊时长、诊疗服务时长、患者隐私保护和等候取药时间的患者满意率持续下降。等候时间长一直是门诊需要重点关注的问题，在注重提升沟通方面患者体验感知的前提下，也应重视提升患者的就医效率。

第二节　门诊患者体验指数比较

一、门诊患者就医体验指数比较

（一）全国门诊患者就医体验指数比较

2018—2020年门诊患者就医体验指数情况显示，2019年的患者就医体验指数与2018年几乎持平，2020年较前两年有所上升。其中2019年的患者就医体验指数最低，为78.72分，2020年的患者就医体验指数最高，为79.95分。

（二）三级医院与二级医院门诊患者就医体验指数比较

表4-6中，三级医院与二级医院门诊患者就医体验指数情况显示，二级医院患者就医体验指数略高于三级医院就医体验指数。但从连续3年的监测结果可以看出，三级医院患者就医体验指数在稳步上升，二级医院门诊患者就医体验指数在2019年略微下降后，2020年出现较大幅的增长。随着全国各地患者体验测评的逐渐展开，医院对于患者体验的重视也日益加强，尤其是三级医院，在重视效益的基础上，同样重视患者的实际就医感受，以患者的评价促进医院质量建设。

表4-6　三级医院与二级医院门诊患者就医体验指数

医院等级	就医体验指数/分			指数差值/分	
	2018年	2019年	2020年	2019年与2018年	2020年与2019年
三级医院	78.16	78.65	79.00	0.49	0.35
二级医院	79.62	78.89	80.61	−0.73	1.72

（三）公立医院与民营医院门诊患者就医体验指数比较

表4-7中，公立医院与民营医院门诊患者就医体验指数情况显示，民营医院门诊患者就医体验指数明显高于公立医院的患者就医体验指数。从连续3年的监测结果可以看出，公立医院及民营医院患者体验指数变化趋同，均是在2019年略有下降后于2020年出现上升，其中民营医院患者体验指数上升较为明显。

表4-7　公立医院与民营医院门诊患者就医体验指数

医院类型	就医体验指数/分			指数差值/分	
	2018年	2019年	2020年	2019年与2018年	2020年与2019年
公立医院	78.74	78.36	79.91	−0.38	1.55
民营医院	81.48	80.96	83.05	−0.52	2.09

二、门诊患者就医体验要点指数比较

表4-8中，门诊患者就医体验要点指数情况对比结果显示，服务态度（涉及门诊患者体验的影响要素为服务态度）、费用感知（涉及门诊患者体验的影响要素为诊疗性价比）的患者体验指数在2019年均出现小幅下滑。

表4-8　门诊患者就医体验要点指数

体验要点	指数/分			指数差值/分	
	2018年	2019年	2020年	2019年与2018年	2020年与2019年
诊疗服务	78.34	78.68	79.55	0.34	0.87
患者隐私保护	81.76	82.11	82.40	0.35	0.29
服务流程	74.41	74.42	74.91	0.01	0.49

续表

体验要点	指数/分			指数差值/分	
	2018年	2019年	2020年	2019年与2018年	2020年与2019年
服务效率	77.96	78.32	79.44	0.36	1.12
服务态度	80.49	80.16	81.15	−0.33	0.99
医院环境	79.65	79.67	80.89	0.02	1.22
安保管理	79.62	79.62	81.08	0.00	1.46
信息公示	78.62	79.19	80.75	0.57	1.56
费用感知	73.57	73.46	74.54	−0.11	1.08

从门诊患者就医体验要点指数情况对比可以看出，医院环境（涉及门诊患者体验的影响要素为导引设施准确度、医院配套服务、卫生间清洁及设施、门诊环境卫生、候诊秩序）、安保管理、信息公示（涉及门诊患者体验的影响要素为投诉信息公布、医生出诊信息公布）2020年的患者体验指数上升较为显著。

三、门诊患者就医体验影响要素指数比较

表4-9中，门诊患者就医体验影响要素体验指数情况对比情况显示，导医指引、导引设施准确度、医生出诊信息公布、缴费等候时间、候诊秩序、检诊耐心程度、病情及治疗方案告知、患者隐私保护、检验检查等候时间、检验出报告时间、放射检查出报告时间、门诊配套服务在3年的持续监测中出现连续上升；诊疗服务时长、等候取药时间在3年的持续监测中出现连续下降。

表4-9 门诊患者就医体验影响要素指数

影响要素	指数/分			指数差值/分	
	2018年	2019年	2020年	2019年与2018年	2020年与2019年
导医指引	82.36	82.95	83.50	0.59	0.55
导引设施准确度	81.75	82.02	82.66	0.27	0.64
医生出诊信息公布	79.89	81.16	83.18	1.27	2.02
挂号等候时间	77.38	78.23	78.11	0.85	−0.12
缴费等候时间	83.97	86.63	88.28	2.66	1.65
候诊秩序	79.65	79.87	80.97	0.22	1.10
候诊时长	68.66	68.24	68.71	−0.42	0.47
诊疗服务时长	73.12	71.00	70.62	−2.12	−0.38
检诊耐心程度	80.00	81.58	83.37	1.58	1.79
病情及治疗方案告知	80.93	83.00	84.18	2.07	1.18
患者隐私保护	81.76	82.11	82.40	0.35	0.29

续表

影响要素	指数/分			指数差值/分	
	2018年	2019年	2020年	2019年与2018年	2020年与2019年
检验检查等候时间	75.41	75.71	78.63	0.30	2.92
检验出报告时间	77.52	77.65	78.68	0.13	1.03
放射检查等候时间	76.30	76.27	77.43	−0.03	1.16
放射检查出报告时间	77.08	77.12	78.02	0.04	0.90
超声检查等候时间	74.67	74.62	76.48	−0.05	1.86
超声检查出报告时间	77.77	77.76	78.76	−0.01	1.00
门诊配套服务	79.53	79.88	81.05	0.35	1.17
卫生间清洁及设施	78.05	77.65	79.34	−0.40	1.69
门诊环境卫生	79.24	78.93	80.47	−0.31	1.54
安全保卫措施	79.62	79.62	81.08	0.00	1.46
投诉信息公布	77.13	76.90	77.91	−0.23	1.01
诊疗性价比	73.57	73.46	74.54	−0.11	1.08
等候取药时间	81.49	80.87	80.62	−0.62	−0.25
药物用法告知	79.10	78.66	79.40	−0.44	0.74

第三节　三级医院和二级医院门诊患者体验差异分析

一、患者就医体验满意率差异分析

（一）总体满意率差异分析

表4-10中，2018—2020年三级医院与二级医院门诊患者就医体验测评结果显示，二级医院的患者就医体验满意率略高于三级医院，其中三级医院的患者就医体验满意率波动幅度相对较小，二级医院的患者就医体验满意率波动幅度相对较大，2019年较2018年下降1.92%，2020年较2019年上升1.56%。

表4-10　三级医院与二级医院门诊患者就医体验满意率情况

医院等级	满意率/%			满意率差值/%	
	2018年	2019年	2020年	2019年与2018年	2020年与2019年
三级医院	80.24	80.57	80.25	0.33	−0.32
二级医院	83.12	81.20	82.76	−1.92	1.56

（二）患者就医环节体验满意率差异分析

1. 三级医院门诊患者就医环节体验满意率情况对比

表4-11中，门诊患者就医环节体验满意率结果显示，2020年三级医院门诊患

者就医环节体验满意率较高的为导诊环节、导视环节；满意率较低的为价格感知环节、候诊环节。

表4-11　三级医院门诊患者就医环节体验满意率情况

就医环节	满意率/%			满意率差值/%	
	2018年	2019年	2020年	2019年与2018年	2020年与2019年
导诊环节	85.60	85.57	83.57	−0.03	−2.00
导视环节	83.12	83.73	83.37	0.61	−0.36
挂号收费环节	76.12	77.70	75.69	1.58	−2.01
候诊环节	68.65	69.05	67.94	0.40	−1.11
就诊环节	77.65	78.52	76.70	0.87	−1.82
辅检环节	70.01	70.47	71.35	0.46	0.88
后勤环节	77.52	77.45	78.70	−0.07	1.25
投诉环节	73.17	73.26	72.91	0.09	−0.35
价格感知环节	60.89	61.96	62.88	1.07	0.92
取药环节	77.62	76.49	74.72	−1.13	−1.77

通过连续3年的持续监测显示，辅检环节、价格感知环节的门诊患者就医体验满意率持续稳步上升；导诊环节、取药环节的门诊患者就医体验满意率持续下降。

与2018年相比，2019年除取药环节、后勤环节、导诊环节的门诊患者就医体验满意率有所下降外，其余患者就医环节体验满意率均有不同程度的上升，其中上升最明显的环节为挂号收费环节、价格感知环节。

与2019年相比，2020年除后勤环节、价格感知环节、辅检环节的门诊患者就医体验满意率有所上升外，其余患者就医环节体验满意率均有不同程度的下降，其中下降最明显的环节为挂号收费环节、导诊环节。

2. 二级医院门诊患者就医环节体验满意率对比

门诊患者就医环节体验满意率结果（表4-12）显示，2020年二级医院门诊患者就医体验满意率较高的环节为挂号收费环节、导诊环节、导视环节、取药环节；满意率较低的环节为价格感知环节、辅检环节、投诉环节。

表4-12　二级医院门诊患者就医环节体验满意率情况

就医环节	满意率/%			满意率差值/%	
	2018年	2019年	2020年	2019年与2018年	2020年与2019年
导诊环节	86.20	84.95	84.11	−1.25	−0.84
导视环节	83.48	83.19	83.44	−0.29	0.25
挂号收费环节	86.09	85.78	84.99	−0.31	−0.79
候诊环节	77.71	76.48	77.36	−1.23	0.88
就诊环节	81.65	80.68	79.43	−0.97	−1.25

续表

就医环节	满意率/%			满意率差值/%	
	2018年	2019年	2020年	2019年与2018年	2020年与2019年
辅检环节	74.83	73.31	73.59	−1.52	0.28
后勤环节	78.80	77.10	79.85	−1.70	2.75
投诉环节	77.08	72.64	74.55	−4.44	1.91
价格感知环节	66.49	66.81	70.38	0.32	3.57
取药环节	83.80	80.95	81.95	−2.85	1.00

与2018年相比，2019年除价格感知环节外，其余门诊患者就医环节体验满意率均有所下降，其中下降最显著的环节为投诉环节。

与2019年相比，2020年除就诊环节、导诊环节、挂号收费环节外，其余门诊患者就医环节体验满意率均有所上升，其中上升最显著的环节为价格感知环节。

3. 二级医院与三级医院门诊患者就医环节体验满意率差异分析

2018—2020年三级医院与二级医院门诊患者就医体验测评结果（表4-11～表4-13）显示，二级医院的患者就医体验满意率高于三级医院，三级医院的患者就医体验满意率波动幅度相对较小，二级医院的患者就医体验满意率波动幅度相对较大。

表4-13 2018—2020年二级医院与三级医院门诊患者就医环节体验满意率差值/%

就医环节	2018年	2019年	2020年
导诊环节	0.60	−0.62	0.54
导视环节	0.36	−0.54	0.07
挂号收费环节	9.97	8.08	9.30
候诊环节	9.06	7.43	9.42
就诊环节	4.00	2.16	2.73
辅检环节	4.82	2.84	2.24
后勤环节	1.28	−0.35	1.15
投诉环节	3.91	−0.62	1.64
价格感知环节	5.60	4.85	7.50
取药环节	6.18	4.46	7.23

（三）患者就医体验影响因素满意率差异分析

1. 三级医院门诊患者就医体验影响因素满意率对比

门诊患者就医体验影响因素满意率结果（表4-14）显示，2020年26个门诊患者就医体验影响因素中满意率较高的因素为病情及治疗方案告知、医生出诊信息公布；门诊患者就医体验影响因素满意率较低的因素为候诊时长、诊疗服务时长。

表 4-14 三级医院门诊患者就医体验影响因素满意率情况

影响因素	满意率/%			满意率差值/%	
	2018年	2019年	2020年	2019年与2018年	2020年与2019年
导医指引	85.37	85.10	84.38	−0.27	−0.72
导引设施准确度	83.64	83.40	82.83	−0.24	−0.57
医生出诊信息公布	82.51	83.51	85.46	1.00	1.95
挂号等候时间	69.37	70.36	67.92	0.99	−2.44
缴费等候时间	79.56	83.11	83.34	3.55	0.23
候诊秩序	76.33	77.24	78.63	0.91	1.39
候诊时长	57.09	57.64	56.06	0.55	−1.58
诊疗服务时长	62.22	59.13	56.61	−3.09	−2.52
检诊耐心程度	74.71	77.81	79.52	3.10	1.71
病情及治疗方案告知	85.59	88.53	87.56	2.94	−0.97
患者隐私保护	84.17	84.64	83.16	0.47	−1.48
检验检查等候时间	66.32	67.32	72.20	1.00	4.88
检验出报告时间	71.87	72.58	72.71	0.71	0.13
放射检查等候时间	68.43	68.41	69.37	−0.02	0.96
放射检查出报告时间	70.51	70.51	70.79	0.00	0.28
超声检查等候时间	64.90	64.81	67.08	−0.09	2.27
超声检查出报告时间	72.89	72.86	73.18	−0.03	0.32
门诊配套服务	78.14	79.02	80.08	0.88	1.06
卫生间清洁及设施	74.09	73.24	75.47	−0.85	2.23
门诊环境卫生	77.98	77.29	79.38	−0.69	2.09
安全保卫措施	79.31	79.45	81.66	0.14	2.21
投诉信息公布	72.58	72.89	72.98	0.31	0.09
诊疗性价比	59.81	60.22	62.51	0.41	2.29
等候取药时间	76.73	74.92	73.43	−1.81	−1.49
药物用法告知	76.91	75.47	75.50	−1.44	0.03
门诊工作人员服务态度	81.59	80.26	81.36	−1.33	1.10

与 2018 年相比，2019 年门诊患者就医体验影响因素满意率上升较为明显的为缴费等候时间、检诊耐心程度；下降较为明显的为诊疗服务时长、等候取药时间、药物用法告知、门诊工作人员服务态度。

与 2019 年相比，2020 年门诊患者就医体验影响因素满意率上升最显著的为检验检查等候时间；下降较为明显的因素为诊疗服务时长、挂号等候时间。

2. 二级医院门诊患者就医体验影响因素满意率对比

门诊患者就医体验影响因素满意率结果（表 4-15）显示，2020 年 26 个门诊患者就医体验影响因素中满意率较高的为病情及治疗方案告知、缴费等候时间；门诊患者就医体验影响因素满意率较低的为诊疗服务时长、超声检查等候时间。

表4-15　二级医院门诊患者就医体验影响因素满意率情况

影响因素	满意率/%			满意率差值/%	
	2018年	2019年	2020年	2019年与2018年	2020年与2019年
导医指引	87.34	85.71	85.03	−1.63	−0.68
导引设施准确度	85.32	83.91	84.98	−1.41	1.07
医生出诊信息公布	83.06	83.40	84.03	0.34	0.63
挂号等候时间	84.08	80.87	81.24	−3.21	0.37
缴费等候时间	88.52	88.37	88.16	−0.15	−0.21
候诊秩序	82.64	79.94	81.55	−2.70	1.61
候诊时长	72.64	67.49	72.46	−5.15	4.97
诊疗服务时长	71.01	63.84	63.90	−7.17	0.06
检诊耐心程度	81.92	80.76	83.19	−1.16	2.43
病情及治疗方案告知	88.85	88.97	89.30	0.12	0.33
患者隐私保护	86.68	84.65	83.49	−2.03	−1.16
检验检查等候时间	75.63	71.60	74.08	−4.03	2.48
检验出报告时间	77.02	73.74	73.03	−3.28	−0.71
放射检查等候时间	75.01	71.89	70.11	−3.12	−1.78
放射检查出报告时间	75.52	72.58	70.84	−2.94	−1.74
超声检查等候时间	73.05	68.41	69.81	−4.64	1.40
超声检查出报告时间	77.88	74.54	73.76	−3.34	−0.78
门诊配套服务	81.45	80.25	80.97	−1.20	0.72
卫生间清洁及设施	77.98	73.89	79.41	−4.09	5.52
门诊环境卫生	80.26	76.87	81.33	−3.39	4.46
安全保卫措施	80.60	77.27	82.39	−3.33	5.12
投诉信息公布	77.69	73.09	76.28	−4.60	3.19
诊疗性价比	66.14	65.70	70.31	−0.44	4.61
等候取药时间	85.94	81.94	83.91	−4.00	1.97
药物用法告知	82.11	78.38	81.56	−3.73	3.18
门诊工作人员服务态度	85.57	82.66	83.16	−2.91	0.50

与2018年相比，2019年门诊患者就医体验影响因素满意率普遍下降，其中下降较为明显的因素为诊疗服务时长、候诊时长。

与2019年相比，2020年门诊患者就医体验影响因素满意率上升较为明显的因素为卫生间清洁及设施、安全保卫措施，下降较为明显的因素为放射检查等候时间、放射检查出报告时间、患者隐私保护。

3. 二级医院与三级医院门诊患者就医体验影响因素满意率差异分析

2018年二级医院患者就医体验影响因素满意率明显优于三级医院（表4-14～表4-16），2019年除医生出诊信息公布、门诊环境卫生、安全保卫措施三级医院优于二级医院外，其余影响因素二级医院均优于三级医院，2020年除医生出诊信息公布三级医院优于二级医院外，其余影响因素二级医院均优于三级医院；二级医院较三级医院的优势因素主要为挂号等候时间、候诊时长等。

表4-16　二级医院与三级医院门诊患者就医体验影响因素满意率差值/%

影响因素	2018年	2019年	2020年
导医指引	1.97	0.61	0.65
导引设施准确度	1.68	0.51	2.15
医生出诊信息公布	0.55	−0.11	−1.43
挂号等候时间	14.71	10.51	13.32
缴费等候时间	8.96	5.26	4.82
候诊秩序	6.31	2.70	2.92
候诊时长	15.55	9.85	16.40
诊疗服务时长	8.79	4.71	7.29
检诊耐心程度	7.21	2.95	3.67
病情及治疗方案告知	3.26	0.44	1.74
患者隐私保护	2.51	0.01	0.33
检验检查等候时间	9.31	4.28	1.88
检验出报告时间	5.15	1.16	0.32
放射检查等候时间	6.58	3.48	0.74
放射检查出报告时间	5.01	2.07	0.05
超声检查等候时间	8.15	3.60	2.73
超声检查出报告时间	4.99	1.68	0.58
门诊配套服务	3.31	1.23	0.89
卫生间清洁及设施	3.89	0.65	3.94
门诊环境卫生	2.28	−0.42	1.95
安全保卫措施	1.29	−2.18	0.73
投诉信息公布	5.11	0.20	3.30
诊疗性价比	6.33	5.48	7.80
等候取药时间	9.21	7.02	10.48
药物用法告知	5.20	2.91	6.06
门诊工作人员服务态度	3.98	2.40	1.80

二、患者就医体验指数差异分析

（一）总体就医体验指数差异分析

对比三级医院与二级医院门诊患者就医体验指数发现，二级医院门诊患者就医体验指数略高于三级医院。

历史对比显示，2018—2020年三级医院门诊患者就医体验指数逐年略有上升；相比于2018年，二级医院门诊患者就医体验指数在2019年有小幅下降，在2020年转而上升（表4-17）。

表4-17　三级医院与二级医院门诊患者就医体验指数

医院等级	就医体验指数/分			就医体验指数差值/分	
	2018年	2019年	2020年	2019年与2018年	2020年与2019年
三级医院	78.16	78.65	79.00	0.49	0.35
二级医院	79.62	78.89	80.61	−0.73	1.72

（二）患者就医体验要点指数差异分析

1. 三级医院门诊患者就医体验要点指数对比

三级医院门诊患者就医体验要点指数结果（表4-18）显示，2020年门诊患者就医体验要点指数较高的为患者隐私保护、服务态度、安保管理，门诊患者就医体验要点指数较低的项目为服务流程、价格感知。

表4-18　三级医院门诊患者就医体验要点指数比较

体验要点	体验要点指数/分			要点指数差值/分	
	2018年	2019年	2020年	2019年与2018年	2020年与2019年
诊疗服务	77.76	78.48	79.18	0.72	0.70
患者隐私保护	81.59	82.25	82.39	0.66	0.14
服务流程	73.18	73.75	73.83	0.57	0.08
服务效率	77.16	78.02	79.06	0.86	1.04
服务态度	80.22	80.27	81.05	0.05	0.78
医院环境	79.42	79.83	80.78	0.41	0.95
安保管理	79.56	79.92	81.05	0.36	1.13
信息公示	78.47	79.42	80.74	0.95	1.32
价格感知	73.04	73.26	74.11	0.22	0.85

与2018年相比，2019年门诊患者就医体验要点指数均有不同程度的上升，其中上升较为明显的要点为信息公示、服务效率。

与 2019 年相比，2020 年门诊患者就医体验要点指数均有不同程度的上升，其中上升较为明显的要点为信息公示、安保管理。

2. 二级医院门诊患者就医体验要点指数对比

　　与 2018 年相比，2019 年门诊患者就医体验要点指数均有不同程度的下降，其中下降较为明显的要点为服务流程、服务态度。与 2019 年相比，2020 年门诊患者就医体验要点指数均有不同程度的上升，其中上升较为明显的要点为服务流程、安保管理。具体结果见表 4-19。

表 4-19　二级医院门诊患者就医体验要点指数

体验要点	体验要点指数/分			要点指数差值/分	
	2018 年	2019 年	2020 年	2019 年与 2018 年	2020 年与 2019 年
诊疗服务	80.60	79.54	81.38	−1.06	1.84
患者隐私保护	82.36	81.46	82.03	−0.90	0.57
服务流程	79.31	77.43	80.38	−1.88	2.95
服务效率	81.21	79.72	81.21	−1.49	1.49
服务态度	81.50	79.70	81.18	−1.80	1.48
医院环境	80.46	78.97	81.06	−1.49	2.09
安保管理	79.78	78.26	80.87	−1.52	2.61
信息公示	79.14	78.11	80.35	−1.03	2.24
价格感知	75.54	74.34	76.60	−1.20	2.26

3. 二级医院与三级医院门诊患者就医体验要点指数差异分析

　　门诊患者就医体验要点指数情况对比结果（表 4-18～表 4-20）显示，2018 年二级医院患者就医体验要点指数显著优于三级医院；二级医院较三级医院表现较好的要点为诊疗服务、服务流程、服务效率、价格感知，表现较差的要点为安保管理、信息公示。

表 4-20　2018—2020 年二级医院与三级医院门诊患者就医体验要点指数差值/分

体验要点	2018 年	2019 年	2020 年
诊疗服务	2.84	1.06	2.20
患者隐私保护	0.77	−0.79	−0.36
服务流程	6.13	3.68	6.55
服务效率	4.05	1.70	2.15
服务态度	1.28	−0.57	0.13
医院环境	1.04	−0.86	0.28
安保管理	0.22	−1.66	−0.18
信息公示	0.67	−1.31	−0.39
价格感知	2.50	1.08	2.49

（三）患者就医体验影响要素指数情况对比

1. 三级医院门诊患者就医体验影响要素指数情况对比

三级医院门诊患者就医体验影响要素指数结果（表4-21）显示，2020年26个门诊患者就医体验影响要素中指数较高的为缴费等候时间、病情及治疗方案告知等。

表4-21　三级医院门诊患者就医体验影响要素指数

影响要素	指数/分			指数差值/分	
	2018年	2019年	2020年	2019年与2018年	2020年与2019年
导医指引	82.28	83.19	83.51	0.91	0.32
导引设施准确度	81.73	82.27	82.63	0.54	0.36
医生出诊信息公布	79.98	81.41	83.33	1.43	1.92
挂号等候时间	75.47	76.83	76.67	1.36	−0.16
缴费等候时间	82.90	85.95	87.77	3.05	1.82
候诊秩序	79.20	79.87	80.78	0.67	0.91
候诊时长	66.60	66.92	66.82	0.32	−0.10
诊疗服务时长	72.17	70.62	70.20	−1.55	−0.42
检诊耐心程度	79.48	81.34	83.12	1.86	1.78
病情及治疗方案告知	80.56	82.83	83.78	2.27	0.95
患者隐私保护	81.59	82.25	82.39	0.66	0.14
检验检查等候时间	74.67	75.58	78.44	0.91	2.86
检验出报告时间	77.14	77.76	78.59	0.62	0.83
放射检查等候时间	75.76	76.22	77.33	0.46	1.11
放射检查出报告时间	76.66	77.17	77.97	0.51	0.80
超声检查等候时间	74.00	74.53	76.25	0.53	1.72
超声检查出报告时间	77.36	77.83	78.70	0.47	0.87
门诊配套服务	79.30	80.05	81.03	0.75	0.98
卫生间清洁及设施	77.79	77.81	79.13	0.02	1.32
门诊环境卫生	79.11	79.16	80.36	0.05	1.20
安全保卫措施	79.56	79.92	81.05	0.36	1.13
投诉信息公布	76.71	77.08	77.71	0.37	0.63
诊疗性价比	73.04	73.26	74.11	0.22	0.85
等候取药时间	80.41	80.26	79.86	−0.15	−0.40
药物用法告知	78.62	78.67	78.97	0.05	0.30
门诊工作人员服务态度	80.22	80.27	81.05	0.05	0.78

与2018年相比，2019年除诊疗服务时长、等候取药时间有所下降外，其余影响要素指数均有所上升，其中上升最显著的为缴费等候时间。

与2019年相比，2020年除挂号等候时间、候诊时长、诊疗服务时长、等候取药时间指标略有下降外，其余影响要素指数均有所上升，其中上升最显著的为检验检查等候时间。

2. 二级医院门诊患者就医体验影响要素指数对比

二级医院门诊患者就医体验影响要素指数结果（表4-22）显示，2020年26个门诊患者就医体验影响要素中指数较高的为缴费等候时间、病情及治疗方案告知、挂号等候时间。

与2018年相比，2019年除缴费等候时间、病情及治疗方案告知、检诊耐心程度、医生出诊信息公布有所上升外，其余影响要素指数均有所下降，其中下降最显著的为诊疗服务时长。

与2019年相比，2020年门诊患者就医体验影响要素指数均有所上升，其中上升较明显的为候诊时长、卫生间清洁及设施等。

表4-22 二级医院门诊患者就医体验影响要素指数

影响要素	影响要素指数/分			影响要素指数差值/分	
	2018年	2019年	2020年	2019年与2018年	2020年与2019年
导医指引	82.59	81.93	82.98	−0.66	1.05
导引设施准确度	81.74	80.91	82.45	−0.83	1.54
医生出诊信息公布	79.43	79.94	81.93	0.51	1.99
挂号等候时间	85.05	84.59	86.04	−0.46	1.45
缴费等候时间	88.23	89.69	90.95	1.46	1.26
候诊秩序	81.38	79.85	81.49	−1.53	1.64
候诊时长	76.95	74.18	78.50	−2.77	4.32
诊疗服务时长	76.90	72.67	73.08	−4.23	0.41
检诊耐心程度	82.01	82.59	84.33	0.58	1.74
病情及治疗方案告知	82.32	83.70	86.17	1.38	2.47
患者隐私保护	82.36	81.46	82.03	−0.90	0.57
检验检查等候时间	78.39	76.34	79.03	−2.05	2.69
检验出报告时间	79.05	77.12	78.64	−1.93	1.52
放射检查等候时间	78.52	76.51	77.53	−2.01	1.02
放射检查出报告时间	78.74	76.88	77.86	−1.86	0.98
超声检查等候时间	77.48	75.03	77.13	−2.45	2.10
超声检查出报告时间	79.38	77.42	78.55	−1.96	1.13
门诊配套服务	80.34	79.13	80.72	−1.21	1.59
卫生间清洁及设施	78.97	76.92	79.95	−2.05	3.03
门诊环境卫生	79.71	77.89	80.55	−1.82	2.66
安全保卫措施	79.78	78.26	80.87	−1.52	2.61
投诉信息公布	78.81	75.98	78.49	−2.83	2.51
诊疗性价比	75.54	74.34	76.60	−1.20	2.26
等候取药时间	85.91	83.78	85.10	−2.13	1.32
药物用法告知	80.98	78.59	81.46	−2.39	2.87
门诊工作人员服务态度	81.50	79.70	81.18	−1.80	1.48

3. 二级医院与三级医院门诊患者就医体验影响要素指数差异分析

数据结果（表4-23）显示，2018年二级医院患者就医体验影响要素指数显著优于三级医院，二级医院较三级医院表现较好的要点为挂号等候时间、缴费等候时间、候诊时长、诊疗服务时长、检诊耐心程度、病情及治疗方案告知、检验检查等候时间、放射检查等候时间、超声检查等候时间、诊疗性价比、等候取药时间，表现较差的要点为医生出诊信息公布。

表4-23 2018—2020年二级医院与三级医院门诊患者就医体验影响要素指数差值/分

影响因素	2018年	2019年	2020年
导医指引	0.31	−1.26	−0.53
导引设施准确度	0.01	−1.36	−0.18
医生出诊信息公布	−0.55	−1.47	−1.40
挂号等候时间	9.58	7.76	9.37
缴费等候时间	5.33	3.74	3.18
候诊秩序	2.18	−0.02	0.71
候诊时长	10.35	7.26	11.68
诊疗服务时长	4.73	2.05	2.88
检诊耐心程度	2.53	1.25	1.21
病情及治疗方案告知	1.76	0.87	2.39
患者隐私保护	0.77	−0.79	−0.36
检验检查等候时间	3.72	0.76	0.59
检验出报告时间	1.91	−0.64	0.05
放射检查等候时间	2.76	0.29	0.20
放射检查出报告时间	2.08	−0.29	−0.11
超声检查等候时间	3.48	0.50	0.88
超声检查出报告时间	2.02	−0.41	−0.15
门诊配套服务	1.04	−0.92	−0.31
卫生间清洁及设施	1.18	−0.89	0.82
门诊环境卫生	0.60	−1.27	0.19
安全保卫措施	0.22	−1.66	−0.18
投诉信息公布	2.10	−1.10	0.78
诊疗性价比	2.50	1.08	2.49
等候取药时间	5.50	3.52	5.24
药物用法告知	2.36	−0.08	2.49
门诊工作人员服务态度	1.28	−0.57	0.13

第四节　公立医院和民营医院门诊患者体验差异分析

一、患者就医体验满意率差异分析

（一）总体满意率差异分析

对比公立医院与民营医院门诊患者就医体验满意率发现，民营医院门诊患者就医体验满意率明显高于公立医院（表4-24）。历史对比显示，民营医院门诊患者就医体验满意率呈逐年上升趋势，公立医院门诊患者就医体验满意率在2019年有小幅下降，在2020年随即上升。

表4-24　公立医院与民营医院门诊患者就医体验满意率情况

医院类型	就医体验满意率/%			就医体验满意率差值/%	
	2018年	2019年	2020年	2019年与2018年	2020年与2019年
公立医院	81.30	80.05	81.50	−1.25	1.45
民营医院	85.25	87.39	88.65	2.14	1.26

（二）患者就医环节体验满意率差异分析

1. 公立医院门诊患者就医环节体验满意率情况对比

全国公立医院门诊患者就医环节体验满意率结果（表4-25）显示，2020年公立医院门诊患者就医环节体验满意率较高的为导诊环节、导视环节；满意率较低的为价格感知环节、候诊环节。

表4-25　公立医院门诊患者就医环节体验满意率情况

就医环节	满意率/%			满意率差值/%	
	2018年	2019年	2020年	2019年与2018年	2020年与2019年
导诊环节	86.02	84.59	84.23	−1.43	−0.36
导视环节	83.34	82.65	83.51	−0.69	0.86
挂号收费环节	80.12	80.16	79.04	0.04	−1.12
候诊环节	71.67	70.82	71.99	−0.85	1.17
就诊环节	79.20	78.69	77.44	−0.51	−1.25
辅检环节	71.76	70.03	73.14	−1.73	3.11
后勤环节	78.06	76.24	79.43	−1.82	3.19
投诉环节	74.40	71.67	74.04	−2.73	2.37
价格感知环节	63.67	62.86	67.24	−0.81	4.38
取药环节	80.37	77.70	77.67	−2.67	−0.03

通过连续3年的持续监测显示，导诊环节、取药环节、就诊环节的门诊患者就医体验满意率持续下降。

与2018年相比，2019年除挂号收费环节的门诊患者就医体验满意率有所上升外，其余患者就医环节体验满意率均有不同程度的下降，其中下降最明显的环节为投诉环节、取药环节。

与2019年相比，2020年除就诊环节、挂号收费环节、导诊环节、取药环节的门诊患者就医体验满意率有所下降外，其余患者就医环节体验满意率均有不同程度的上升，其中上升最明显的环节为价格感知环节。

2. 民营医院门诊患者就医环节体验满意率情况对比

全国民营医院门诊患者就医环节体验满意率结果（表4-26）显示，2020年门诊患者就医环节体验满意率较高的为导视环节、后勤环节；满意率较低的为价格感知环节。

表4-26　民营医院门诊患者就医环节体验满意率情况

就医环节	满意率/%			满意率差值/%	
	2018年	2019年	2020年	2019年与2018年	2020年与2019年
导诊环节	87.42	89.26	85.49	1.84	−3.77
导视环节	85.10	87.78	89.51	2.68	1.73
挂号收费环节	87.72	89.37	85.57	1.65	−3.80
候诊环节	84.74	84.22	83.08	−0.52	−1.14
就诊环节	83.50	86.54	87.13	3.04	0.59
辅检环节	80.03	81.99	83.16	1.96	1.17
后勤环节	82.72	84.96	88.08	2.24	3.12
投诉环节	82.22	82.12	81.09	−0.10	−1.03
价格感知环节	68.23	69.51	60.97	1.28	−8.54
取药环节	85.90	85.50	85.34	−0.40	−0.16

与2018年相比，2019年除候诊环节、取药环节、投诉环节外，其余门诊患者就医环节体验满意率均有所上升，其中上升最显著的环节为就诊环节。

与2019年相比，2020年患者满意率上升的环节有4项，其中上升最显著的环节是后勤环节，患者满意率下降的环节有6项，其中下降最显著的环节是价格感知环节。

3. 公立医院与民营医院门诊患者就医环节体验满意率差异分析

2018—2020年公立医院与民营医院门诊患者就医体验测评结果（表4-25～表4-27）显示，民营医院的患者就医体验满意率明显高于公立医院，根据历史对比趋势可见，取药环节满意率公立医院与民营医院均持续下降，就诊环节满意率公立医院持续下降，民营医院持续上升。

表4-27 民营医院与公立医院门诊患者就医环节体验满意率差值 /%

就医环节	2018年	2019年	2020年
导诊环节	1.40	4.67	1.26
导视环节	1.76	5.13	6.00
挂号收费环节	7.60	9.21	6.53
候诊环节	13.07	13.40	11.09
就诊环节	4.30	7.85	9.69
辅检环节	8.27	11.96	10.02
后勤环节	4.66	8.72	8.65
投诉环节	7.82	10.45	7.05
价格感知环节	4.56	6.65	−6.27
取药环节	5.53	7.80	7.67

（三）患者就医体验影响因素满意率差异分析

1. 公立医院门诊患者就医体验影响因素满意率情况对比

公立医院门诊患者就医体验影响因素满意率结果（表4-28）显示，2020年26个门诊患者就医体验影响因素中满意率较高的为病情及治疗方案告知、医生出诊信息公布、导医指引、缴费等候时间。

表4-28 公立医院门诊患者就医体验影响因素满意率情况

影响因素	满意率 /%			满意率差值 /%	
	2018年	2019年	2020年	2019年与2018年	2020年与2019年
导医指引	85.23	84.79	84.53	−0.44	−0.26
导引设施准确度	83.43	82.69	82.90	−0.74	0.21
医生出诊信息公布	82.14	82.97	84.98	0.83	2.01
挂号等候时间	71.21	71.99	69.93	0.78	−2.06
缴费等候时间	80.84	83.89	84.20	3.05	0.31
候诊秩序	76.74	77.16	79.23	0.42	2.07
候诊时长	58.39	59.10	58.78	0.71	−0.32
诊疗服务时长	62.58	59.87	57.64	−2.71	−2.23
检诊耐心程度	75.05	78.03	80.07	2.98	2.04
病情及治疗方案告知	85.72	88.44	87.64	2.72	−0.80
患者隐私保护	84.04	84.04	82.95	0.00	−1.09
检验检查等候时间	66.62	67.22	72.54	0.60	5.32
检验出报告时间	71.73	71.75	72.72	0.02	0.97
放射检查等候时间	68.37	68.07	69.69	−0.30	1.62
放射检查出报告时间	70.20	69.88	70.90	−0.32	1.02

续表

影响因素	满意率/%			满意率差值/%	
	2018年	2019年	2020年	2019年与2018年	2020年与2019年
超声检查等候时间	64.82	64.10	67.52	-0.72	3.42
超声检查出报告时间	72.92	72.14	73.25	-0.78	1.11
门诊配套服务	78.16	78.32	79.92	0.16	1.60
卫生间清洁及设施	74.78	73.02	76.05	-1.76	3.03
门诊环境卫生	78.29	76.61	79.60	-1.68	2.99
安全保卫措施	79.14	78.13	81.50	-1.01	3.37
投诉信息公布	72.56	71.87	73.12	-0.69	1.25
诊疗性价比	60.63	60.69	64.17	0.06	3.48
等候取药时间	78.46	77.21	75.17	-1.25	-2.04
药物用法告知	77.20	75.55	76.28	-1.65	0.73
门诊工作人员服务态度	81.74	80.22	81.66	-1.52	1.44

　　与2018年相比，2019年门诊患者就医体验影响因素满意率上升较为明显的为缴费等候时间、检诊耐心程度；下降较为明显的为诊疗服务时长、卫生间清洁及设施。

　　与2019年相比，2020年门诊患者就医体验影响因素满意率上升最显著的为检验检查等候时间；下降较为明显的为诊疗服务时长、挂号等候时间。

2. 民营医院门诊患者就医体验影响因素满意率情况对比

　　民营医院门诊患者就医体验影响因素满意率结果（表4-29）显示，2020年26个门诊患者就医体验影响因素中满意率较高的为病情及治疗方案告知、缴费等候时间；门诊患者就医体验影响因素满意率较低的为诊疗性价比、诊疗服务时长。

表4-29　民营医院门诊患者就医体验影响因素满意率情况

影响因素	满意率/%			满意率差值/%	
	2018年	2019年	2020年	2019年与2018年	2020年与2019年
导医指引	90.57	86.48	86.45	-4.09	-0.03
导引设施准确度	89.07	85.53	87.94	-3.54	2.41
医生出诊信息公布	88.13	84.41	88.04	-3.72	3.63
挂号等候时间	88.62	83.69	85.38	-4.93	1.69
缴费等候时间	90.23	87.94	88.87	-2.29	0.93
候诊秩序	88.77	83.44	87.26	-5.33	3.82
候诊时长	84.54	74.94	78.40	-9.60	3.46
诊疗服务时长	80.92	73.58	76.04	-7.34	2.46
检诊耐心程度	87.94	83.58	87.45	-4.36	3.87
病情及治疗方案告知	90.30	86.47	89.34	-3.83	2.87
患者隐私保护	89.44	86.61	88.02	-2.83	1.41

续表

影响因素	满意率/%			满意率差值/%	
	2018年	2019年	2020年	2019年与2018年	2020年与2019年
检验检查等候时间	84.19	77.87	83.11	−6.32	5.24
检验出报告时间	83.72	80.04	82.04	−3.68	2.00
放射检查等候时间	82.57	77.05	78.19	−5.52	1.14
放射检查出报告时间	82.60	77.30	78.90	−5.30	1.60
超声检查等候时间	82.02	73.12	79.51	−8.90	6.39
超声检查出报告时间	82.98	77.22	81.36	−5.76	4.14
门诊配套服务	86.22	83.49	86.45	−2.73	2.96
卫生间清洁及设施	84.58	79.07	86.27	−5.51	7.20
门诊环境卫生	86.08	82.02	87.92	−4.06	5.90
安全保卫措施	86.24	82.75	88.01	−3.49	5.26
投诉信息公布	84.57	79.23	83.21	−5.34	3.98
诊疗性价比	73.30	64.22	63.30	−9.08	−0.92
等候取药时间	88.61	84.46	87.57	−4.15	3.11
药物用法告知	87.91	81.83	85.27	−6.08	3.44
门诊工作人员服务态度	89.11	85.61	87.01	−3.50	1.40

与2018年相比，2019年门诊患者就医体验影响因素满意率均有不同程度的下降，其中下降较为明显的为候诊时长、诊疗性价比。

与2019年相比，2020年除诊疗性价比、导医指引外，其余门诊患者就医体验影响因素满意率均有所上升，其中上升较为明显的为卫生间清洁及设施、超声检查等候时间。

3. 公立医院与民营医院门诊患者就医体验影响因素满意率差异分析

2018—2020年民营医院门诊患者就医体验影响因素满意率整体优于公立医院；2019年除病情及治疗方案告知满意率公立医院优于民营医院外，其余影响因素满意率民营医院均优于公立医院，2020年除诊疗性价比满意率公立医院略高于民营医院外，其余影响因素满意率民营医院均优于公立医院（表4-30）。

表4-30　民营医院与公立医院门诊患者就医体验影响因素满意率差值/%

影响因素	2018年	2019年	2020年
导医指引	5.34	1.69	1.92
导引设施准确度	5.64	2.84	5.04
医生出诊信息公布	5.99	1.44	3.06
挂号等候时间	17.41	11.70	15.45
缴费等候时间	9.39	4.05	4.67
候诊秩序	12.03	6.28	8.03
候诊时长	26.15	15.84	19.62
诊疗服务时长	18.34	13.71	18.40
检诊耐心程度	12.89	5.55	7.38

影响因素	2018年	2019年	2020年
病情及治疗方案告知	4.58	−1.97	1.70
患者隐私保护	5.40	2.57	5.07
检验检查等候时间	17.57	10.65	10.57
检验出报告时间	11.99	8.29	9.32
放射检查等候时间	14.20	8.98	8.50
放射检查出报告时间	12.40	7.42	8.00
超声检查等候时间	17.20	9.02	11.99
超声检查出报告时间	10.06	5.08	8.11
门诊配套服务	8.06	5.17	6.53
卫生间清洁及设施	9.80	6.05	10.22
门诊环境卫生	7.79	5.41	8.32
安全保卫措施	7.10	4.62	6.51
投诉信息公布	12.01	7.36	10.09
诊疗性价比	12.67	3.53	−0.87
等候取药时间	10.15	7.25	12.40
药物用法告知	10.71	6.28	8.99
门诊工作人员服务态度	7.37	5.39	5.35

二、患者就医体验指数差异分析

（一）总体就医体验指数差异分析

对比公立医院与民营医院门诊患者就医体验指数结果发现，民营医院门诊患者就医体验指数明显高于公立医院。历史对比显示，公立医院与民营医院门诊患者就医体验指数均在2019年有小幅下降，在2020年随即上升，结果见表4-31。

表4-31　公立医院与民营医院门诊患者就医体验指数

医院类型	就医体验指数/分			就医体验指数差值/分	
	2018年	2019年	2020年	2019年与2018年	2020年与2019年
公立医院	78.74	78.36	79.91	−0.38	1.55
民营医院	81.48	80.96	83.05	−0.52	2.09

（二）患者就医体验要点指数差异分析

1. 公立医院门诊患者就医体验要点指数情况对比

公立医院门诊患者就医体验要点指数结果（表4-32）显示，2020年门诊患者就医体验要点指数较高的为患者隐私保护、服务态度，门诊患者就医体验要点指数较低的为价格感知、服务流程。

表4-32　公立医院门诊患者就医体验要点指数

体验要点	指数/分			指数差值/分	
	2018年	2019年	2020年	2019年与2018年	2020年与2019年
诊疗服务	77.89	78.52	79.50	0.63	0.98
患者隐私保护	81.45	81.70	82.26	0.25	0.56
服务流程	73.76	74.22	74.94	0.46	0.72
服务效率	77.57	78.11	79.45	0.54	1.34
服务态度	80.21	79.86	81.14	−0.35	1.28
医院环境	79.41	79.34	80.83	−0.07	1.49
安保管理	79.41	79.25	80.98	−0.16	1.73
信息公示	78.27	78.80	80.60	0.53	1.80
价格感知	73.25	73.26	74.63	0.01	1.37

与2018年相比，2019年除服务态度、安保管理、医院环境外，门诊患者就医体验要点指数均有所上升，其中上升较为明显的要点为诊疗服务。

与2019年相比，2020年门诊患者就医体验要点指数均有不同程度的上升，其中上升较为明显的要点为信息公示、安保管理。

2. 民营医院门诊患者就医体验要点指数情况对比

与2018年相比，2019年门诊患者就医体验要点指数均有不同程度的下降，其中下降较为明显的要点为价格感知、服务流程。与2019年相比，2020年门诊患者就医体验要点指数均有不同程度的上升，其中上升较为明显的要点为诊疗服务、服务流程，结果见表4-33。

表4-33　民营医院门诊患者就医体验要点指数

体验要点	指数/分			指数差值/分	
	2018年	2019年	2020年	2019年与2018年	2020年与2019年
诊疗服务	84.57	80.95	86.46	−3.62	5.51
患者隐私保护	85.02	82.58	84.04	−2.44	1.46
服务流程	84.80	80.61	85.24	−4.19	4.63
服务效率	84.38	81.07	83.96	−3.31	2.89
服务态度	84.67	81.77	82.39	−2.90	0.62
医院环境	84.04	80.75	84.03	−3.29	3.28
安保管理	83.26	79.95	83.09	−3.31	3.14
信息公示	83.38	80.21	83.42	−3.17	3.21
价格感知	79.29	73.00	74.40	−6.29	1.40

3. 公立医院与民营医院门诊患者就医体验要点指数差异分析

门诊患者就医体验要点指数情况对比结果（表4-32～表4-34）显示，2018—2020

年民营医院门诊患者就医体验要点指数整体优于公立医院，2019年和2020年除价格感知要点指数公立医院略高于民营医院外，其余要点指数民营医院均优于公立医院。

表4-34　民营医院与公立医院门诊患者就医体验要点指数差值/分

体验要点	2018年	2019年	2020年
诊疗服务	6.68	2.43	6.96
患者隐私保护	3.57	0.88	1.78
服务流程	11.04	6.39	10.30
服务效率	6.81	2.96	4.51
服务态度	4.46	1.91	1.25
医院环境	4.63	1.41	3.20
安保管理	3.85	0.70	2.11
信息公示	5.11	1.41	2.82
价格感知	6.04	−0.26	−0.23

（三）患者就医体验影响要素指数差异分析

1. 公立医院门诊患者就医体验影响要素指数情况对比

公立医院门诊患者就医体验影响要素指数结果（表4-35）显示，2020年26个门诊患者就医体验影响要素中指数较高的为缴费等候时间、病情及治疗方案告知等。

表4-35　公立医院门诊患者就医体验影响要素指数情况

影响要素	指数/分			指数差值/分	
	2018年	2019年	2020年	2019年与2018年	2020年与2019年
导医指引	82.15	82.61	83.46	0.46	0.85
导引设施准确度	81.50	81.57	82.52	0.07	0.95
医生出诊信息公布	79.64	80.79	83.04	1.15	2.25
挂号等候时间	76.88	78.15	78.14	1.27	−0.01
缴费等候时间	83.82	86.59	88.37	2.77	1.78
候诊秩序	79.27	79.49	80.96	0.22	1.47
候诊时长	67.69	68.15	68.78	0.46	0.63
诊疗服务时长	72.42	71.00	70.69	−1.42	−0.31
检诊耐心程度	79.58	81.40	83.33	1.82	1.93
病情及治疗方案告知	80.54	82.77	84.01	2.23	1.24
患者隐私保护	81.45	81.70	82.26	0.25	0.56
检验检查等候时间	74.81	75.31	78.59	0.50	3.28
检验出报告时间	77.07	77.20	78.60	0.13	1.40
放射检查等候时间	75.84	75.94	77.45	0.10	1.51
放射检查出报告时间	76.62	76.77	77.99	0.15	1.22

续表

影响要素	指数/分			指数差值/分	
	2018年	2019年	2020年	2019年与2018年	2020年与2019年
超声检查等候时间	74.04	74.07	76.40	0.03	2.33
超声检查出报告时间	77.40	77.36	78.67	−0.04	1.31
门诊配套服务	79.20	79.49	80.93	0.29	1.44
卫生间清洁及设施	77.94	77.47	79.31	−0.47	1.84
门诊环境卫生	79.11	78.65	80.41	−0.46	1.76
安全保卫措施	79.41	79.25	80.98	−0.16	1.73
投诉信息公布	76.67	76.47	77.75	−0.20	1.28
诊疗性价比	73.25	73.26	74.63	0.01	1.37
等候取药时间	81.59	81.56	80.83	−0.03	−0.73
药物用法告知	78.81	78.40	79.37	−0.41	0.97
门诊工作人员服务态度	80.21	79.86	81.14	−0.35	1.28

与2018年相比，2019年门诊患者就医体验影响要素指数上升较明显的为缴费等候时间、病情及治疗方案告知；下降较明显的为诊疗服务时长。

与2019年相比，2020年除等候取药时间、诊疗服务时长、挂号等候时间略有下降外，其余影响要素指数均有所上升，其中上升最显著的为检验检查等候时间。

2. 民营医院门诊患者就医体验影响要素指数情况对比

民营医院门诊患者就医体验影响要素指数结果（表4-36）显示，2020年26个门诊患者就医体验影响要素中指数较高的为缴费等候时间、挂号等候时间、病情及治疗方案告知、检诊耐心程度。

表4-36 民营医院门诊患者就医体验影响要素指数

影响要素	指数/分			指数差值/分	
	2018年	2019年	2020年	2019年与2018年	2020年与2019年
导医指引	84.95	83.12	85.29	−1.83	2.17
导引设施准确度	84.71	82.34	86.00	−2.37	3.66
医生出诊信息公布	83.88	81.72	85.63	−2.16	3.91
挂号等候时间	88.12	86.23	90.62	−1.89	4.39
缴费等候时间	89.18	88.56	92.58	−0.62	4.02
候诊秩序	85.30	82.27	85.66	−3.03	3.39
候诊时长	84.69	78.80	85.21	−5.89	6.41
诊疗服务时长	83.09	77.36	81.81	−5.73	4.45
检诊耐心程度	85.47	82.94	90.17	−2.53	7.23
病情及治疗方案告知	85.38	82.51	90.32	−2.87	7.81
患者隐私保护	85.02	82.58	84.04	−2.44	1.46

续表

影响要素	指数/分			指数差值/分	
	2018年	2019年	2020年	2019年与2018年	2020年与2019年
检验检查等候时间	83.09	79.04	81.62	−4.05	2.58
检验出报告时间	82.88	79.31	81.09	−3.57	1.78
放射检查等候时间	82.11	78.31	79.80	−3.80	1.49
放射检查出报告时间	82.13	78.42	80.42	−3.71	2.00
超声检查等候时间	82.02	76.80	80.87	−5.22	4.07
超声检查出报告时间	82.51	78.42	80.98	−4.09	2.56
门诊配套服务	83.77	80.27	82.50	−3.50	2.23
卫生间清洁及设施	82.92	78.82	82.77	−4.10	3.95
门诊环境卫生	83.30	79.77	82.70	−3.53	2.93
安全保卫措施	83.26	79.95	83.09	−3.31	3.14
投诉信息公布	82.80	78.44	80.85	−4.36	2.41
诊疗性价比	79.29	73.00	74.40	−6.29	1.40
等候取药时间	87.33	84.49	87.53	−2.84	3.04
药物用法告知	84.16	80.67	82.63	−3.49	1.96
门诊工作人员服务态度	84.67	81.77	82.39	−2.90	0.62

与2018年相比，2019年各门诊患者就医体验影响要素指数均有所下降，其中下降较明显的为诊疗性价比、候诊时长、诊疗服务时长、超声检查等候时间等。

与2019年相比，2020年各门诊患者就医体验影响要素指数均有所上升，其中上升较明显的为病情及治疗方案告知、检诊耐心程度等。

3. 公立医院与民营医院门诊患者就医体验影响要素指数差异分析

2018—2020年民营医院门诊患者就医体验影响要素指数整体优于公立医院；2019年除诊疗性价比、病情及治疗方案告知影响要素指数公立医院略高于民营医院外，其余影响要素指数民营医院均优于公立医院；2020年除诊疗性价比影响要素指数公立医院略高于民营医院外，其余影响要素指数民营医院均优于公立医院，结果见表4-37。

表4-37　民营医院与公立医院门诊患者就医体验影响要素指数差值/分

影响因素	2018年	2019年	2020年
导医指引	2.80	0.51	1.83
导引设施准确度	3.21	0.77	3.48
医生出诊信息公布	4.24	0.93	2.59
挂号等候时间	11.24	8.08	12.48
缴费等候时间	5.36	1.97	4.21
候诊秩序	6.03	2.78	4.70

续表

影响因素	2018年	2019年	2020年
候诊时长	17.00	10.65	16.43
诊疗服务时长	10.67	6.36	11.12
检诊耐心程度	5.89	1.54	6.84
病情及治疗方案告知	4.84	−0.26	6.31
患者隐私保护	3.57	0.88	1.78
检验检查等候时间	8.28	3.73	3.03
检验出报告时间	5.81	2.11	2.49
放射检查等候时间	6.27	2.37	2.35
放射检查出报告时间	5.51	1.65	2.43
超声检查等候时间	7.98	2.73	4.47
超声检查出报告时间	5.11	1.06	2.31
门诊配套服务	4.57	0.78	1.57
卫生间清洁及设施	4.98	1.35	3.46
门诊环境卫生	4.19	1.12	2.29
安全保卫措施	3.85	0.70	2.11
投诉信息公布	6.13	1.97	3.10
诊疗性价比	6.04	−0.26	−0.23
等候取药时间	5.74	2.93	6.70
药物用法告知	5.35	2.27	3.26
门诊工作人员服务态度	4.46	1.91	1.25

表5-1　2018—2020年医院住院患者体验评价 75

第五章　2018—2020年医院住院患者体验评价

第一节　住院患者满意率比较

一、住院患者就医体验满意率比较

（一）全国住院患者就医体验满意率比较

2018—2020年全国住院患者就医体验满意率分别为90.56%、91.30%、90.15%，对比显示，2019年住院患者就医体验满意率较2018年上升0.74%，2020年住院患者就医体验满意率较2019年下降1.15%。

（二）不同区域住院患者就医体验满意率比较

对比不同区域住院患者就医体验满意率（表5-1）发现，与2018年相比，2019年住院患者就医体验满意率上升的地区为东北地区、华北地区、西南地区、西北地区，其余3个地区均有不同程度的下降。与2019年相比，2020年住院患者就医体验满意率整体上升的地区为华东地区和华南地区。3年持续上升趋势较好的是西南地区。

表5-1　不同区域医院住院患者就医体验满意率/%

区域	2018年	2019年	2020年
东北	95.44	96.90	90.72
华东	91.62	89.58	91.01
华北	91.89	93.15	91.02
华中	92.17	90.84	87.42
华南	92.25	87.52	91.53
西南	89.73	91.05	90.98
西北	90.33	91.23	89.28

（三）三级医院与二级医院住院患者就医体验满意率比较

对比三级医院与二级医院住院患者就医体验满意率（表5-2）发现，三级医院住院患者就医体验满意率明显高于二级医院。历史对比显示，2019年三级医院住院患者就医体验满意率较2018年上升1.55%，二级医院住院患者就医体验满意率略有下降。

表 5-2　三级医院与二级医院住院患者就医体验满意情况比较

医院等级	满意率/%			满意率差值/%	
	2018年	2019年	2020年	2019年与2018年	2020年与2019年
三级医院	90.53	92.08	90.36	1.55	−1.72
二级医院	90.53	89.57	89.38	−0.96	−0.19

（四）公立医院与民营医院住院患者就医体验满意率比较

2020 年民营医院住院患者就医体验满意率较 2019 年有显著提升（表 5-3）。

表 5-3　2018—2020 年公立医院与民营医院住院患者就医体验满意情况

医院类型	满意率/%			满意率差值/%	
	2018年	2019年	2020年	2019年与2018年	2020年与2019年
公立医院	90.08	90.70	89.88	0.62	−0.82
民营医院	91.13	90.69	92.62	−0.44	1.93

二、住院患者就医环节体验满意率比较

住院患者就医体验评价体系通过对患者就医过程的梳理和多轮次专家论证，归纳总结出 13 项患者就医环节，通过 45 项基础指标对患者就医各环节进行全面测评分析。

全国住院患者就医环节体验满意率（表 5-4）结果显示，2020 年 13 个住院患者就医环节体验满意率较高的为身份核查环节（涉及住院患者体验的影响因素为患者身份识别）、服务感知环节（涉及住院患者体验的影响因素为对医务人员服务态度的满意程度、对医务人员医德医风的感知）、护理环节（涉及住院患者体验的影响因素为护理呼叫处置及时性、护理操作介绍、护理健康教育效果、护士技术水平）等，住院患者就医环节体验满意率较低的为价格感知环节（涉及住院患者体验的影响因素为费用查询方式、诊疗费效比感知）、查房环节（涉及住院患者体验的影响因素为主治医生查房频次、住院医生查房频次、护理巡视频次、医生查房细致程度）、后勤环节（涉及住院患者体验的影响因素为病房卫生间保洁、床铺被褥清洁、膳食服务、医院安保措施）等。

表 5-4　2018—2020 年全国住院患者就医环节体验满意率情况

就医环节	满意率/分			满意率差值/分	
	2018年	2019年	2020年	2019年与2018年	2020年与2019年
入院环节	93.07	92.16	89.83	−0.91	−2.33
接诊环节	92.33	92.63	90.69	0.30	−1.94
查房环节	86.25	86.48	84.07	0.23	−2.41
治疗环节	91.75	91.76	90.56	0.01	−1.20

就医环节	满意率/分			满意率差值/分	
	2018年	2019年	2020年	2019年与2018年	2020年与2019年
护理环节	92.82	92.63	91.17	−0.19	−1.46
辅检环节	88.39	88.30	88.02	−0.09	−0.28
服务感知环节	92.26	92.60	91.20	0.34	−1.40
投诉环节	88.15	88.55	86.96	0.40	−1.59
价格感知环节	79.28	79.87	78.23	0.59	−1.64
导视环节	90.10	87.68	85.83	−2.42	−1.85
后勤环节	84.02	84.69	84.26	0.67	−0.43
身份核查环节	92.70	92.55	91.35	−0.15	−1.20
手术麻醉环节	87.26	88.40	90.05	1.14	1.65

连续3年的持续监测显示，手术麻醉环节（涉及住院患者体验的影响因素为手术排期及时性、手术方案告知、手术预计费用告知、麻醉方式告知、术后镇痛风险告知）的住院患者就医环节体验满意率持续稳步上升。

与2018年相比，2019年住院患者就医环节体验满意率上升的有8个，其中上升较明显的环节为手术麻醉环节、后勤环节和价格感知环节；与2018年相比，2019年住院患者就医环节体验满意率下降的有5个，其中下降最明显的环节为导视环节。

与2019年相比，2020年除手术麻醉环节外，其余就医环节体验的住院患者满意率均有所下降，其中下降较明显的环节为查房环节、入院环节等。2020年由于新型冠状病毒肺炎的防控要求，从医院内部管理要求到患者办理入院流程的改变，很多患者反馈办理入院手续复杂。

三、住院患者就医体验影响因素满意率比较结果

2020年住院患者就医体验影响因素满意率情况（表5-5）显示，2020年45个住院患者就医体验影响因素满意率较高的为护理操作介绍（患者就医体验满意率为93.33%）、呼叫处理及时性（患者就医体验满意率为92.47%）、主治医生查房频次（患者就医体验满意率为92.32%）、患者隐私保护（患者就医体验满意率为92.24%）；患者就医体验影响因素满意率较低的为膳食服务（患者就医体验满意率为78.13%）、住院医生查房频次（患者就医体验满意率为71.73%）、诊疗费效比感知（患者就医体验满意率为69.50%）。

表5-5 2018—2020 年住院患者就医体验影响因素满意率情况

影响因素	满意率 /%			满意率差值 /%	
	2018 年	2019 年	2020 年	2019 年与 2018 年	2020 年与 2019 年
入院顺畅程度	92.76	92.34	89.83	−0.42	−2.51
入院宣教	91.13	91.53	89.36	0.40	−2.17
首诊及时性	93.12	94.14	91.79	1.02	−2.35
医生首诊细致程度	92.84	93.44	91.59	0.60	−1.85
医生查房细致程度	92.09	92.80	91.25	0.71	−1.55
主治医生查房频次	94.45	94.55	92.32	0.10	−2.23
住院医生查房频次	76.26	75.93	71.73	−0.33	−4.20
护理巡视频次	83.64	84.01	82.35	0.37	−1.66
应急处置到位及时性	93.15	94.22	92.12	1.07	−2.10
病情告知	92.13	92.92	91.27	0.79	−1.65
治疗方案告知	90.98	91.95	90.55	0.97	−1.40
书面知情同意书签署	91.23	92.32	91.05	1.09	−1.27
患者隐私保护	92.81	93.63	92.24	0.82	−1.39
疼痛与舒适管理	91.79	91.71	90.36	−0.08	−1.35
医生技术水平	91.78	92.57	91.21	0.79	−1.36
疾病症状改善程度	90.08	91.11	89.69	1.03	−1.42
治疗用药知识告知	93.17	92.85	91.27	−0.32	−1.58
呼叫处理及时性	94.62	94.35	92.47	−0.27	−1.88
护理操作介绍	94.59	95.47	93.33	0.88	−2.14
健康教育效果	90.83	91.43	89.94	0.60	−1.49
护士技术水平	92.00	92.37	91.03	0.37	−1.34
放射检查结果告知及时性	88.78	89.11	88.68	0.33	−0.43
超声检查结果告知及时性	89.63	89.96	89.55	0.33	−0.41
心电图检查结果告知及时性	90.81	90.74	90.16	−0.07	−0.58
放射检查预约等候时间	87.11	87.52	87.38	0.41	−0.14
超声检查预约等候时间	86.48	86.69	87.44	0.21	0.75
心电图检查预约等候时间	88.93	88.91	89.09	−0.02	0.18
医生服务态度	92.65	93.32	91.89	0.67	−1.43
护士服务态度	92.81	93.55	91.81	0.74	−1.74
整体服务流程	91.48	92.37	90.85	0.89	−1.52
院内投诉管理	89.05	89.54	88.38	0.49	−1.16
费用查询方式	86.66	87.76	85.67	1.10	−2.09
诊疗费效比感知	70.61	73.26	69.50	2.65	−3.76
院内导视系统	90.39	88.95	87.29	−1.44	−1.66

续表

影响因素	满意率/%			满意率差值/%	
	2018年	2019年	2020年	2019年与2018年	2020年与2019年
病房卫生间保洁	86.03	87.14	86.13	1.11	−1.01
床铺被褥清洁	85.58	87.25	86.67	1.67	−0.58
膳食服务	79.31	80.62	78.13	1.31	−2.49
医院安保措施	88.73	90.09	89.75	1.36	−0.34
患者识别情况	92.92	93.49	92.01	0.57	−1.48
医德医风	92.92	93.68	91.98	0.76	−1.70
手术排期及时性	91.41	92.26	90.92	0.85	−1.34
手术方案告知	92.26	93.25	91.70	0.99	−1.55
手术预计费用告知	89.05	90.93	89.24	1.88	−1.69
麻醉方式告知	90.50	91.83	90.55	1.33	−1.28
术后镇痛风险告知	90.35	92.03	90.51	1.68	−1.52

与2018年相比，2019年住院患者就医体验影响因素满意率普遍上升，其中上升较为明显的为诊疗费效比感知、手术预计费用告知、术后镇痛风险告知、床铺被褥清洁、医院安保措施、麻醉方式告知、膳食服务；满意率下降的住院患者就医体验影响因素为院内导视系统、入院顺畅程度、住院医生查房频次、治疗用药知识告知、呼叫处理及时性、疼痛与舒适管理、心电图检查结果告知及时性、心电图检查预约等候时间。

与2019年相比，2020年除超声检查预约等候时间、心电图检查预约等候时间外，其余住院患者就医体验影响因素满意率均有所下降，其中下降较明显的为住院医生查房频次、诊疗费效比感知、入院顺畅程度、膳食服务等。

第二节　住院患者体验指数比较

一、住院患者就医体验指数比较

（一）全国住院患者就医体验指数比较

2008—2020年全国住院患者就医体验指数分别为84.69分、85.18分、84.67分，对比显示，2019年住院患者就医体验指数较2018年有所上升，上升0.49分；2020年住院患者就医体验指数较2019年略有下降，下降0.51分。全国住院患者就医体验指数趋于稳定。

（二）三级医院与二级医院住院患者就医体验指数比较

对比三级医院与二级医院住院患者就医体验指数，发现三级医院住院患者就医体验指数明显高于二级医院。历史对比显示，2019年三级医院住院患者就医体验指数较2018年上升1.04分，二级医院住院患者就医体验指数略有下降，结果见表5-6。

表5-6　三级医院与二级医院门诊患者就医体验指数比较

医院等级	就医体验指数/分			指数差值/分	
	2018年	2019年	2020年	2019年与2018年	2020年与2019年
三级医院	84.89	85.93	85.18	1.04	−0.75
二级医院	84.26	83.53	83.34	−0.73	−0.19

（三）公立医院与民营医院住院患者就医体验指数比较

2018—2020年公立医院住院患者就医体验指数持续增长，2020年民营医院住院患者就医体验指数略有上升（表5-7）。

表5-7　2018—2020 年公立医院与民营医院住院患者就医体验指数比较

医院类型	就医体验指数/分			指数差值/分	
	2018年	2019年	2020年	2019年与2018年	2020年与2019年
公立医院	84.21	84.99	85.16	0.78	0.17
民营医院	86.04	84.64	86.64	−1.40	2.00

二、住院患者就医体验要点指数比较

住院患者就医体验评价体系归纳总结出17项患者就医体验要点，通过45项基础指标对各要点进行全面测评分析。

全国住院患者就医体验要点指数结果（表5-8）显示，2020年17个住院患者就医体验要点指数较高的为工作执行效率（涉及住院患者体验的影响要素为应急处置到位及时性、手术排期及时性）、服务效率（涉及住院患者体验的影响要素为首诊及时性、呼叫处理及时性、辅助检查预约等候时间）、诊疗措施落实（涉及住院患者体验的影响要素为主治医生查房频次、住院医生查房频次、护理巡视频次、治疗用药知识告知、护理操作介绍）等，住院患者就医体验要点指数较低的为后勤保障（涉及住院患者体验的影响要素为病房卫生间保洁、床铺被褥清洁、膳食服务）、诊疗性价比感知（涉及住院患者体验的影响要素为诊疗费效比感知）等。

表5-8　全国住院患者就医体验要点指数比较

体验要点	指数/分			指数差值/分	
	2018年	2019年	2020年	2019年与2018年	2020年与2019年
技术能力水平	86.41	86.66	86.03	0.25	−0.63
诊疗措施落实	86.06	87.25	87.11	1.19	−0.14
工作执行效率	88.52	89.94	89.55	1.42	−0.39

续表

体验要点	指数/分			指数差值/分	
	2018年	2019年	2020年	2019年与2018年	2020年与2019年
诊疗效果	85.58	85.81	85.11	0.23	−0.70
辅技支持	84.83	84.93	84.43	0.10	−0.50
服务流程	85.92	86.19	84.37	0.27	−1.82
服务效率	87.04	87.56	87.13	0.52	−0.43
服务态度	86.22	86.48	86.11	0.26	−0.37
服务效果	85.35	85.60	84.85	0.25	−0.75
知情同意	85.92	86.72	86.38	0.80	−0.34
患者隐私保护	86.07	86.35	85.78	0.28	−0.57
患者安全	85.30	85.59	84.94	0.29	−0.65
后勤保障	81.89	82.32	81.88	0.43	−0.44
导视管理	84.82	84.94	83.13	0.12	−1.81
安保管理	83.43	83.88	83.83	0.45	−0.05
费用管理	83.95	85.48	86.27	1.53	0.79
诊疗性价比感知	78.46	78.82	77.11	0.36	−1.71

连续3年的监测结果（表5-8）显示，费用管理（涉及住院患者体验的影响要素为费用查询方式、手术预计费用告知）的住院患者就医体验要点指数持续稳步上升。

与2018年相比，2019年全国住院患者就医体验要点指数均有不同程度的上升，其中上升较为明显的要点为费用管理、工作执行效率、诊疗措施落实、知情同意（涉及住院患者体验的影响要素为病情告知、治疗方案告知、书面知情同意书签署、手术方案告知、麻醉方式告知、术后镇痛风险告知）。

与2019年相比，2020年除费用管理外，其余住院患者就医体验要点指数均有所下降，其中下降较明显的为服务流程、导视管理、诊疗性价比感知。

三、住院患者就医体验影响要素指数比较

2020年住院患者就医体验影响要素指数结果（表5-9）显示，2020年45个住院患者就医体验影响要素指数较高的为应急处置到位及时性（患者就医体验指数为92.80分）、护理操作介绍（患者就医体验指数为92.79分）、首诊及时性（患者就医体验指数为92.06分）、呼叫处理及时性（患者就医体验指数为91.65分）、书面知情同意书签署（患者就医体验指数为90.04分）等。

表5-9 住院患者就医体验影响要素指数

影响要素	指数/分			指数差值/分	
	2018年	2019年	2020年	2019年与2018年	2020年与2019年
入院顺畅程度	86.22	86.24	85.33	0.02	−0.91
入院宣教	85.37	85.91	85.26	0.54	−0.65
首诊及时性	90.03	92.25	92.06	2.22	−0.19
医生首诊细致程度	87.11	87.76	87.11	0.65	−0.65
医生查房细致程度	86.55	87.20	86.71	0.65	−0.49
主治医生查房频次	87.50	88.12	87.64	0.62	−0.48
住院医生查房频次	83.40	83.92	83.24	0.52	−0.68
护理巡视频次	86.05	87.43	88.37	1.38	0.94
应急处置到位及时性	90.95	92.72	92.80	1.77	0.08
病情告知	87.17	87.72	87.24	0.55	−0.48
治疗方案告知	86.30	86.89	86.51	0.59	−0.38
书面知情同意书签署	88.57	89.86	90.04	1.29	0.18
患者隐私保护	86.50	87.18	87.00	0.68	−0.18
疼痛与舒适管理	86.24	86.73	86.39	0.49	−0.34
医生技术水平	86.79	87.52	87.62	0.73	0.10
疾病症状改善程度	85.40	86.18	86.12	0.78	−0.06
治疗用药知识告知	86.92	87.56	87.38	0.64	−0.18
呼叫处理及时性	91.45	92.00	91.65	0.55	−0.35
护理操作介绍	88.28	91.12	92.79	2.84	1.67
健康教育效果	86.36	87.28	86.64	0.92	−0.64
护士技术水平	86.99	87.74	87.47	0.75	−0.27
放射检查结果告知及时性	84.99	85.62	85.43	0.63	−0.19
超声检查结果告知及时性	85.22	85.80	85.70	0.58	−0.10
心电图检查结果告知及时性	85.50	86.00	85.79	0.50	−0.21
放射检查预约等候时间	84.18	84.68	84.71	0.50	0.03
超声检查预约等候时间	83.91	84.39	84.80	0.48	0.41
心电图检查预约等候时间	84.72	85.15	85.33	0.43	0.18
医生服务态度	86.44	87.15	87.17	0.71	0.02
护士服务态度	86.79	87.62	87.45	0.83	−0.17
整体服务流程	85.84	86.66	86.45	0.82	−0.21
院内投诉管理	85.59	86.13	85.88	0.54	−0.25
费用查询方式	84.65	86.92	88.64	2.27	1.72
诊疗费效比感知	78.27	79.09	76.87	0.82	−2.22
院内导视系统	84.82	84.94	84.49	0.12	−0.45
病房卫生间保洁	83.26	84.07	84.01	0.81	−0.06
床铺被褥清洁	83.18	84.17	84.21	0.99	0.04

影响要素	指数/分			指数差值/分	
	2018年	2019年	2020年	2019年与2018年	2020年与2019年
膳食服务	81.27	82.15	81.18	0.88	−0.97
医院安保措施	83.98	84.95	84.99	0.97	0.04
患者识别情况	85.77	86.70	86.22	0.93	−0.48
医德医风	85.93	86.84	86.29	0.91	−0.55
手术排期及时性	86.51	87.28	87.30	0.77	0.02
手术方案告知	86.80	87.56	87.68	0.76	0.12
手术预计费用告知	85.02	86.27	86.18	1.25	−0.09
麻醉方式告知	85.52	86.52	86.68	1.00	0.16
术后镇痛风险告知	85.36	86.54	86.56	1.18	0.02

2018—2020年连续3年的持续监测结果（表5-9）显示，患者就医体验指数持续上升的有16个，其中上升较为明显的为费用查询方式、护理操作介绍、护理巡视频次。

与2018年相比，2019年住院患者就医体验影响要素指数全部上升，其中上升较为明显的为护理操作介绍、费用查询方式、首诊及时性等。

与2019年相比，2020年患者就医体验指数上升的影响要素有16个，其中上升较为明显的为费用查询方式、护理操作介绍、护理巡视频次；29个住院患者就医体验影响要素指数均有所下降，其中下降较明显的为诊疗费效比感知、膳食服务、入院顺畅程度、住院医生查房频次、入院宣教、医生首诊细致程度、健康教育效果。

第三节　三级医院和二级医院住院患者体验差异分析

一、患者就医体验满意率差异分析

（一）总体满意率差异分析

对比三级医院与二级医院住院患者就医体验满意率（表5-10）发现，三级医院住院患者就医体验满意率明显高于二级医院。2019年三级医院住院患者就医体验满意率较2018年明显上升，上升1.55%；二级医院住院患者就医体验满意率略有下降。

表5-10　三级医院与二级医院住院患者就医体验满意率情况

医院等级	就医体验满意率/%			就医体验满意率差值/%	
	2018年	2019年	2020年	2019年与2018年	2020年与2019年
三级医院	90.53	92.08	90.36	1.55	−1.72
二级医院	90.53	89.57	89.38	−0.96	−0.19

（二）患者就医环节体验满意率差异分析

1. 三级医院住院患者就医环节体验满意率情况

2018—2020年全国三级医院住院患者就医环节体验满意率结果（表5-11）显示，2020年三级医院住院患者就医环节体验满意率较高的为身份核查环节、护理环节、服务感知环节；满意率较低的为查房环节、价格感知环节。

表5-11　2018—2020年三级医院住院患者就医环节体验满意率情况

就医环节	满意率/%			满意率差值/%	
	2018年	2019年	2020年	2019年与2018年	2020年与2019年
入院环节	92.26	92.11	89.53	−0.15	−2.58
接诊环节	91.79	92.88	90.70	1.09	−2.18
查房环节	86.15	86.52	83.72	0.37	−2.80
治疗环节	91.47	92.52	90.90	1.05	−1.62
护理环节	92.56	93.34	91.41	0.78	−1.93
辅检环节	88.02	88.72	88.48	0.70	−0.24
服务感知环节	92.05	93.15	91.39	1.10	−1.76
投诉环节	88.30	89.25	87.73	0.95	−1.52
价格感知环节	78.18	80.50	77.10	2.32	−3.40
导视环节	89.90	88.77	86.71	−1.13	−2.06
后勤环节	83.96	85.37	84.03	1.41	−1.34
身份核查环节	92.42	93.32	91.74	0.90	−1.58
手术麻醉环节	87.78	90.10	90.21	2.32	0.11

通过连续3年的持续监测显示，手术麻醉环节的住院患者就医环节体验满意率持续稳步上升；入院环节和导视环节的住院患者就医环节体验满意率持续下降。

与2018年相比，2019年除入院环节和导视环节的住院患者就医体验满意率下降外，其余患者就医环节体验满意率均有不同程度的上升，其中上升最明显的环节为价格感知环节、手术麻醉环节、后勤环节。

与2019年相比，2020年除手术麻醉环节外，其余住院患者就医环节体验满意率均有所下降，其中下降较明显的环节为价格感知环节、查房环节、入院环节。

2. 二级医院住院患者就医环节体验满意率情况

二级医院住院患者就医环节体验满意率结果显示，2020年住院患者就医环节体验满意率较高的为服务感知环节、接诊环节、入院环节；满意率较低的为查房环节、后勤环节、导视环节、价格感知环节（表5-12）。

表5-12   2018—2020年二级医院住院患者就医环节体验满意率情况

就医环节	满意率/%			满意率差值/%	
	2018年	2019年	2020年	2019年与2018年	2020年与2019年
入院环节	94.37	92.39	90.42	−1.98	−1.97
接诊环节	93.23	91.95	90.52	−1.28	−1.43
查房环节	86.37	86.34	84.81	−0.03	−1.53
治疗环节	92.14	90.12	89.62	−2.02	−0.50
护理环节	93.16	91.03	90.39	−2.13	−0.64
辅检环节	88.84	87.37	86.75	−1.47	−0.62
服务感知环节	92.48	91.36	90.63	−1.12	−0.73
投诉环节	87.76	87.10	85.29	−0.66	−1.81
价格感知环节	81.07	78.98	81.09	−2.09	2.11
导视环节	90.29	85.73	83.85	−4.56	−1.88
后勤环节	83.94	83.20	84.72	−0.74	1.52
身份核查环节	93.03	90.86	90.17	−2.17	−0.69
手术麻醉环节	89.03	89.69	90.05	0.66	0.36

与2018年相比，2019年二级医院住院患者就医环节体验满意率除手术麻醉环节外，其余环节体验满意率均呈下降趋势，其中下降较明显的环节为导视环节、身份核查环节、护理环节、价格感知环节、治疗环节。

与2019年相比，2020年除手术麻醉环节、价格感知环节、后勤环节的患者就医体验满意率有提升外，其余住院患者就医环节体验满意率均有不同幅度的下降，其中下降较明显的环节为入院环节、导视环节、投诉环节、查房环节、接诊环节。

3. 三级医院与二级医院住院患者就医环节体验满意率差异分析

住院患者就医环节体验满意率情况对比结果（表5-11～表5-13）显示，2018年二级医院各环节满意率整体较三级医院好；对比历史趋势可见，三级医院虽在2020年略有下降，但各环节整体变化趋势较二级医院更好；2020年三级医院除入院环节、查房环节、价格感知环节、后勤环节外，其他均优于二级医院。

表5-13   二级医院与三级医院住院患者就医环节体验满意率差值/%

就医环节	2018年	2019年	2020年
入院环节	2.11	0.28	0.89
接诊环节	1.44	−0.93	−0.18
查房环节	0.22	−0.18	1.09
治疗环节	0.67	−2.40	−1.28
护理环节	0.60	−2.31	−1.02
辅检环节	0.82	−1.35	−1.73
服务感知环节	0.43	−1.79	−0.76

续表

就医环节	2018年	2019年	2020年
投诉环节	−0.54	−2.15	−2.44
价格感知环节	2.89	−1.52	3.99
导视环节	0.39	−3.04	−2.86
后勤环节	−0.02	−2.17	0.69
身份核查环节	0.61	−2.46	−1.57
手术麻醉环节	1.25	−0.41	−0.16

（三）患者就医体验影响因素满意率差异分析

1. 三级医院住院患者就医体验影响因素满意率差异分析

2018—2020 年三级医院住院患者就医体验影响因素满意率结果（表5-14）显示，2020 年45 个住院患者就医体验影响因素满意率较高的为护理操作介绍、呼叫处理及时性、主治医生查房频次、患者隐私保护、应急处置到位及时性、患者识别情况、医德医风；住院患者就医体验影响因素满意率较低的为诊疗费效比感知、住院医生查房频次、膳食服务、护理巡视频次。

表5-14 2018—2020 年三级医院住院患者就医体验影响因素满意率情况

影响因素	满意率/%			满意率差值/%	
	2018年	2019年	2020年	2019年与2018年	2020年与2019年
入院顺畅程度	92.28	92.27	89.68	−0.01	−2.59
入院宣教	90.77	91.59	89.29	0.82	−2.30
首诊及时性	92.74	94.11	91.75	1.37	−2.36
医生首诊细致程度	92.56	93.65	91.69	1.09	−1.96
医生查房细致程度	91.85	92.98	91.27	1.13	−1.71
主治医生查房频次	94.28	94.61	92.36	0.33	−2.25
住院医生查房频次	75.95	76.17	70.98	0.22	−5.19
护理巡视频次	83.42	83.86	82.33	0.44	−1.53
应急处置到位及时性	92.78	94.28	92.16	1.50	−2.12
病情告知	91.78	93.13	91.44	1.35	−1.69
治疗方案告知	90.61	92.17	90.70	1.56	−1.47
书面知情同意书签署	91.28	92.54	91.19	1.26	−1.35
患者隐私保护	92.59	94.05	92.35	1.46	−1.70
疼痛与舒适管理	91.50	92.08	90.71	0.58	−1.37
医生技术水平	91.88	93.20	91.34	1.32	−1.86
疾病症状改善程度	89.94	91.58	89.70	1.64	−1.88
治疗用药知识告知	92.98	93.22	91.62	0.24	−1.60
呼叫处理及时性	94.37	94.52	92.65	0.15	−1.87

续表

影响因素	满意率/%			满意率差值/%	
	2018年	2019年	2020年	2019年与2018年	2020年与2019年
护理操作介绍	94.37	95.59	93.42	1.22	−2.17
健康教育效果	90.63	91.87	89.98	1.24	−1.89
护士技术水平	91.96	92.87	91.18	0.91	−1.69
放射检查结果告知及时性	88.55	89.46	89.04	0.91	−0.42
超声检查结果告知及时性	89.57	90.37	89.89	0.80	−0.48
心电图检查结果告知及时性	90.80	91.20	90.49	0.40	−0.71
放射检查预约等候时间	86.67	87.74	87.52	1.07	−0.22
超声检查预约等候时间	86.07	86.92	87.62	0.85	0.70
心电图检查预约等候时间	88.72	89.23	89.40	0.51	0.17
医生服务态度	92.45	93.54	91.99	1.09	−1.55
护士服务态度	92.68	93.75	91.87	1.07	−1.88
整体服务流程	91.29	92.64	90.85	1.35	−1.79
院内投诉管理	88.93	89.95	88.71	1.02	−1.24
费用查询方式	86.23	88.10	85.66	1.87	−2.44
诊疗费效比感知	69.73	73.00	68.50	3.27	−4.50
院内导视系统	90.19	89.40	87.76	−0.79	−1.64
病房卫生间保洁	85.85	87.41	86.04	1.56	−1.37
床铺被褥清洁	85.44	87.64	86.66	2.20	−0.98
膳食服务	79.13	81.26	77.95	2.13	−3.31
医院安保措施	88.67	90.57	89.83	1.90	−0.74
患者识别情况	92.76	93.84	92.15	1.08	−1.69
医德医风	92.79	93.99	92.10	1.20	−1.89
手术排期及时性	91.56	92.55	90.94	0.99	−1.61
手术方案告知	92.47	93.55	91.79	1.08	−1.76
手术预计费用告知	89.36	91.30	89.35	1.94	−1.95
麻醉方式告知	90.72	92.22	90.61	1.50	−1.61
术后镇痛风险告知	90.65	92.35	90.58	1.70	−1.77

　　与2018年相比，2019年住院患者就医体验影响因素满意率普遍上升，其中上升较为明显的为诊疗费效比感知、床铺被褥清洁、膳食服务、手术预计费用告知、医院安保措施、费用查询方式；满意率下降的住院患者就医体验影响因素为院内导视系统、入院顺畅程度。

　　与2019年相比，2020年除超声检查预约等候时间、心电图检查预约等候时间外，其余住院患者就医体验影响因素满意率均有所下降，其中下降较明显的为住院医生查房频次、诊疗费效比感知、膳食服务。

2. 二级医院住院患者就医体验影响因素满意率情况对比

二级医院住院患者就医体验影响因素满意率结果（表5-15）显示，2020年45个住院患者就医体验影响因素满意率较高的为护理操作介绍、首诊及时性、主治医生查房频次、应急处置到位及时性；住院患者就医体验影响因素满意率较低的为诊疗费效比感知、住院医生查房频次、膳食服务、护理巡视频次。

表5-15　2018—2020年二级医院住院患者就医体验影响因素满意率情况

影响因素	满意率/%			满意率差值/%	
	2018年	2019年	2020年	2019年与2018年	2020年与2019年
入院顺畅程度	95.19	92.74	91.06	−2.45	−1.68
入院宣教	93.01	91.17	90.11	−1.84	−1.06
首诊及时性	95.08	94.28	92.20	−0.80	−2.08
医生首诊细致程度	94.24	92.21	90.99	−2.03	−1.22
医生查房细致程度	93.35	91.76	91.24	−1.59	−0.52
主治医生查房频次	95.25	94.14	92.05	−1.11	−2.09
住院医生查房频次	77.89	74.54	77.56	−3.35	3.02
护理巡视频次	84.90	84.95	83.07	0.05	−1.88
应急处置到位及时性	95.01	93.88	92.02	−1.13	−1.86
病情告知	93.88	91.68	90.18	−2.20	−1.50
治疗方案告知	92.90	90.68	89.63	−2.22	−1.05
书面知情同意书签署	90.86	90.56	89.80	−0.30	−0.76
患者隐私保护	93.94	91.26	91.45	−2.68	0.19
疼痛与舒适管理	93.29	89.57	87.97	−3.72	−1.60
医生技术水平	91.28	88.99	90.47	−2.29	1.48
疾病症状改善程度	90.82	88.41	89.73	−2.41	1.32
治疗用药知识告知	94.17	90.74	88.94	−3.43	−1.80
呼叫处理及时性	95.88	93.40	91.07	−2.48	−2.33
护理操作介绍	95.68	94.76	92.69	−0.92	−2.07
健康教育效果	91.88	88.92	89.94	−2.96	1.02
护士技术水平	92.20	89.54	90.05	−2.66	0.51
放射检查结果告知及时性	90.02	86.93	85.85	−3.09	−1.08
超声检查结果告知及时性	89.95	87.36	87.00	−2.59	−0.36
心电图检查结果告知及时性	90.86	87.85	87.64	−3.01	−0.21
放射检查预约等候时间	89.44	86.13	86.34	−3.31	0.21
超声检查预约等候时间	88.72	85.23	86.14	−3.49	0.91

续表

影响因素	满意率/%			满意率差值/%	
	2018年	2019年	2020年	2019年与2018年	2020年与2019年
心电图检查预约等候时间	90.03	86.96	86.66	−3.07	−0.30
医生服务态度	93.62	92.08	91.35	−1.54	−0.73
护士服务态度	93.41	92.41	91.45	−1.00	−0.96
整体服务流程	92.46	90.83	90.93	−1.63	0.10
院内投诉管理	89.69	86.94	86.20	−2.75	−0.74
费用查询方式	88.90	85.95	86.28	−2.95	0.33
诊疗费效比感知	74.99	74.76	77.53	−0.23	2.77
院内导视系统	91.41	86.43	84.22	−4.98	−2.21
病房卫生间保洁	86.93	85.56	87.03	−1.37	1.47
床铺被褥清洁	86.28	85.10	87.17	−1.18	2.07
膳食服务	80.37	76.40	79.71	−3.97	3.31
医院安保措施	89.03	87.40	89.27	−1.63	1.87
患者识别情况	93.75	91.52	91.09	−2.23	−0.43
医德医风	93.57	91.95	91.28	−1.62	−0.67
手术排期及时性	90.22	90.17	90.82	−0.05	0.65
手术方案告知	90.76	91.12	91.00	0.36	−0.12
手术预计费用告知	86.82	88.32	88.55	1.50	0.23
麻醉方式告知	88.99	89.03	90.04	0.04	1.01
术后镇痛风险告知	88.35	89.79	89.86	1.44	0.07

与2018年相比，2019年住院患者就医体验影响因素满意率普遍下降，其中下降较明显的为院内导视系统、膳食服务、疼痛与舒适管理。

与2019年相比，2020年住院患者就医体验影响因素满意率上升的有19个，其中上升较明显的为膳食服务、住院医生查房频次、诊疗费效比感知、床铺被褥清洁；其余住院患者就医体验影响因素满意率均有所下降，其中下降较明显的为呼叫处理及时性、院内导视系统、主治医生查房频次、首诊及时性、护理操作介绍。

3. 二级医院与三级医院住院患者就医体验影响因素满意率差异分析

二级医院与三级医院住院患者就医环节体验满意率情况对比结果（表5-14～表5-16）显示，2019年三级医院患者就医体验影响因素满意率上升趋势明显优于二级医院，2020年二级医院患者就医体验影响因素满意率增长趋势明显优于三级医院；二级医院较三级医院的优势因素为入院顺畅程度、首诊及时性、护理巡视频次、诊疗费效比感知。

表5-16　二级医院与三级医院住院患者就医体验影响因素满意率差值/%

影响因素	2018年	2019年	2020年
入院顺畅程度	2.91	0.47	1.38
入院宣教	2.24	−0.42	0.82
首诊及时性	2.34	0.17	0.45
医生首诊细致程度	1.68	−1.44	−0.70
医生查房细致程度	1.50	−1.22	−0.03
主治医生查房频次	0.97	−0.47	−0.31
住院医生查房频次	1.94	−1.63	6.58
护理巡视频次	1.48	1.09	0.74
应急处置到位及时性	2.23	−0.40	−0.14
病情告知	2.10	−1.45	−1.26
治疗方案告知	2.29	−1.49	−1.07
书面知情同意书签署	−0.42	−1.98	−1.39
患者隐私保护	1.35	−2.79	−0.90
疼痛与舒适管理	1.79	−2.51	−2.74
医生技术水平	−0.60	−4.21	−0.87
疾病症状改善程度	0.88	−3.17	0.03
治疗用药知识告知	1.19	−2.48	−2.68
呼叫处理及时性	1.51	−1.12	−1.58
护理操作介绍	1.31	−0.83	−0.73
健康教育效果	1.25	−2.95	−0.04
护士技术水平	0.24	−3.33	−1.13
放射检查结果告知及时性	1.47	−2.53	−3.19
超声检查结果告知及时性	0.38	−3.01	−2.89
心电图检查结果告知及时性	0.06	−3.35	−2.85
放射检查预约等候时间	2.77	−1.61	−1.18
超声检查预约等候时间	2.65	−1.69	−1.48
心电图检查预约等候时间	1.31	−2.27	−2.74
医生服务态度	1.17	−1.46	−0.64
护士服务态度	0.73	−1.34	−0.42
整体服务流程	1.17	−1.81	0.08
院内投诉管理	0.76	−3.01	−2.51
费用查询方式	2.67	−2.15	0.62
诊疗费效比感知	5.26	1.76	9.03
院内导视系统	1.22	−2.97	−3.54
病房卫生间保洁	1.08	−1.85	0.99
床铺被褥清洁	0.84	−2.54	0.51
膳食服务	1.24	−4.86	1.76

续表

影响因素	2018年	2019年	2020年
医院安保措施	0.36	−3.17	−0.56
患者识别情况	0.99	−2.32	−1.06
医德医风	0.78	−2.04	−0.82
手术排期及时性	−1.34	−2.38	−0.12
手术方案告知	−1.71	−2.43	−0.79
手术预计费用告知	−2.54	−2.98	−0.80
麻醉方式告知	−1.73	−3.19	−0.57
术后镇痛风险告知	−2.30	−2.56	−0.72

二、患者就医体验指数差异分析

（一）总体就医体验指数差异分析

对比三级医院与二级医院住院患者就医体验指数发现，三级医院住院患者就医体验指数明显高于二级医院。历史对比显示，2019年三级医院住院患者就医体验指数明显上升，较2018年上升1.04分；二级医院住院患者就医体验指数略有下降，结果见表5-17。

表5-17　三级医院与二级医院住院患者就医体验指数

医院等级	就医体验指数/分			就医体验指数差值/分	
	2018年	2019年	2020年	2019年与2018年	2020年与2019年
三级医院	84.89	85.93	85.18	1.04	−0.75
二级医院	84.26	83.53	83.34	−0.73	−0.19

（二）患者就医体验要点指数差异分析

1. 三级医院住院患者就医体验要点指数情况对比

2018—2020年三级医院住院患者就医体验要点指数结果（表5-18）显示，2020年住院患者就医体验要点指数较高的为工作执行效率、服务效率、诊疗措施落实；住院患者就医体验要点指数较低的为诊疗性价比感知、后勤保障。

表5-18　2018—2020年三级医院住院患者就医体验要点指数

体验要点	指数/分			指数差值/分	
	2018年	2019年	2020年	2019年与2018年	2020年与2019年
技术能力水平	86.77	87.64	86.71	0.87	−0.93
诊疗措施落实	86.25	87.44	87.33	1.19	−0.11
工作执行效率	88.52	90.09	89.91	1.57	−0.18
诊疗效果	85.87	86.72	85.80	0.85	−0.92

续表

体验要点	指数/分			指数差值/分	
	2018年	2019年	2020年	2019年与2018年	2020年与2019年
辅技支持	84.98	85.70	85.11	0.72	−0.59
服务流程	85.58	86.04	84.98	0.46	−1.06
服务效率	86.81	87.97	87.63	1.16	−0.34
服务态度	86.58	87.46	86.83	0.88	−0.63
服务效果	85.61	86.49	85.49	0.88	−1.00
知情同意	86.35	87.47	86.85	1.12	−0.62
患者隐私保护	86.38	87.21	86.54	0.83	−0.67
患者安全	85.58	86.64	85.73	1.06	−0.91
后勤保障	82.14	83.13	82.29	0.99	−0.84
导视管理	84.68	84.94	83.96	0.26	−0.98
安保管理	83.75	84.86	84.48	1.11	−0.38
费用管理	84.29	86.32	86.47	2.03	0.15
诊疗性价比感知	78.16	79.18	76.95	1.02	−2.23

与2018年相比，2019年住院患者就医体验要点指数均有不同程度的上升，其中上升较为明显的要点为费用管理、工作执行效率。

与2019年相比，2020年除费用管理外，其余住院患者就医体验要点指数均有所下降，其中下降较明显的为诊疗性价比感知、服务流程、服务效果。

2. 二级医院住院患者就医体验要点指数情况对比

2018—2020年二级医院住院患者就医体验要点指数结果（表5-19）显示，除费用管理外，其余住院患者就医体验要点指数均有所下降。与2018年相比，2019年住院患者就医体验要点指数上升的仅有费用管理、工作执行效率、诊疗措施落实。与2019年相比，2020年住院患者就医体验要点指数上升的仅有费用管理、安保管理、后勤保障、知情同意。

表5-19　2018—2020 年二级医院住院患者就医体验要点指数

体验要点	指数/分			指数差值/分	
	2018年	2019年	2020年	2019年与2018年	2020年与2019年
技术能力水平	85.71	84.53	84.16	−1.18	−0.37
诊疗措施落实	85.65	86.83	86.51	1.18	−0.32
工作执行效率	88.37	89.55	88.61	1.18	−0.94
诊疗效果	85.02	83.78	83.30	−1.24	−0.48
辅技支持	84.47	83.23	82.62	−1.24	−0.61
服务流程	85.59	83.85	82.71	−1.74	−1.14
服务效率	87.32	86.61	85.75	−0.71	−0.86
服务态度	85.46	84.32	84.17	−1.14	−0.15

体验要点	指数/分			指数差值/分	
	2018年	2019年	2020年	2019年与2018年	2020年与2019年
服务效果	84.83	83.64	83.10	−1.19	−0.54
知情同意	85.07	85.02	85.19	−0.05	0.17
患者隐私保护	85.44	84.47	83.75	−0.97	−0.72
患者安全	84.68	83.31	82.85	−1.37	−0.46
后勤保障	81.34	80.54	80.77	−0.80	0.23
导视管理	83.69	81.93	80.98	−1.76	−0.95
安保管理	82.80	81.72	82.06	−1.08	0.34
费用管理	83.31	83.60	85.93	0.29	2.33
诊疗性价比感知	78.87	78.04	77.46	−0.83	−0.58

3. 二级医院与三级医院住院患者就医体验要点指数差异分析

住院患者就医体验要点指数情况对比结果（表5-18～表5-20）显示，2019年三级医院住院患者就医体验要点指数上升趋势显著优于二级医院；2020年三级医院和二级医院住院患者就医体验要点指数有不同程度的下降，但费用管理依旧呈现上升趋势，其中二级医院增幅高于三级医院；二级医院住院患者就医体验要点指数情况普遍低于三级医院。

表5-20　二级医院与三级医院住院患者就医体验要点指数差值/分

体验要点	2018年	2019年	2020年
技术能力水平	−1.06	−3.11	−2.55
诊疗措施落实	−0.60	−0.61	−0.82
工作执行效率	−0.15	−0.54	−1.30
诊疗效果	−0.85	−2.94	−2.50
辅技支持	−0.51	−2.47	−2.49
服务流程	0.01	−2.19	−2.27
服务效率	0.51	−1.36	−1.88
服务态度	−1.12	−3.14	−2.66
服务效果	−0.78	−2.85	−2.39
知情同意	−1.28	−2.45	−1.66
患者隐私保护	−0.94	−2.74	−2.79
患者安全	−0.90	−3.33	−2.88
后勤保障	−0.80	−2.59	−1.52
导视管理	−0.99	−3.01	−2.98
安保管理	−0.95	−3.14	−2.42
费用管理	−0.98	−2.72	−0.54
诊疗性价比感知	0.71	−1.14	0.51

（三）住院患者就医体验影响要素指数差异分析

1. 三级医院住院患者就医体验影响要素指数情况对比

2018—2020年三级医院住院患者就医体验影响要素指数结果（表5-21）显示，2020年45个住院患者就医体验影响要素指数较高的为应急处置到位及时性、护理操作介绍、首诊及时性、呼叫处理及时性等。

表5-21　2018—2020年三级医院住院患者就医体验影响要素指数情况

影响要素	指数/分			指数差值/分	
	2018年	2019年	2020年	2019年与2018年	2020年与2019年
入院顺畅程度	86.10	86.48	85.53	0.38	−0.95
入院宣教	85.41	86.23	85.54	0.82	−0.69
首诊及时性	89.79	92.16	92.09	2.37	−0.07
医生首诊细致程度	87.15	88.08	87.43	0.93	−0.65
医生查房细致程度	86.61	87.54	87.02	0.93	−0.52
主治医生查房频次	87.52	88.11	87.69	0.59	−0.42
住院医生查房频次	83.37	83.98	83.12	0.61	−0.86
护理巡视频次	86.02	87.33	88.46	1.31	1.13
应急处置到位及时性	90.77	92.67	92.93	1.90	0.26
病情告知	87.17	88.01	87.58	0.84	−0.43
治疗方案告知	86.30	87.21	86.85	0.91	−0.36
书面知情同意书签署	88.71	90.14	90.31	1.43	0.17
患者隐私保护	86.59	87.60	87.38	1.01	−0.22
疼痛与舒适管理	86.31	87.10	86.85	0.79	−0.25
医生技术水平	87.05	88.06	88.07	1.01	0.01
疾病症状改善程度	85.49	86.65	86.45	1.16	−0.20
治疗用药知识告知	87.05	87.99	87.88	0.94	−0.11
呼叫处理及时性	91.32	92.11	92.00	0.79	−0.11
护理操作介绍	88.40	91.27	92.84	2.87	1.57
健康教育效果	86.47	87.68	87.00	1.21	−0.68
护士技术水平	87.19	88.23	87.91	1.04	−0.32
放射检查结果告知及时性	85.02	85.95	85.81	0.93	−0.14
超声检查结果告知及时性	85.29	86.16	86.08	0.87	−0.08
心电图检查结果告知及时性	85.61	86.37	86.17	0.76	−0.20
放射检查预约等候时间	84.14	84.95	85.01	0.81	0.06
超声检查预约等候时间	83.85	84.70	85.10	0.85	0.40
心电图检查预约等候时间	84.74	85.46	85.69	0.72	0.23
医生服务态度	86.56	87.57	87.59	1.01	0.02
护士服务态度	86.93	88.06	87.86	1.13	−0.20

续表

影响要素	指数/分			指数差值/分	
	2018年	2019年	2020年	2019年与2018年	2020年与2019年
整体服务流程	85.92	87.11	86.80	1.19	−0.31
院内投诉管理	85.65	86.52	86.37	0.87	−0.15
费用查询方式	84.47	87.05	88.64	2.58	1.59
诊疗费效比感知	78.09	79.18	76.72	1.09	−2.46
院内导视系统	84.93	85.34	84.94	0.41	−0.40
病房卫生间保洁	83.37	84.45	84.30	1.08	−0.15
床铺被褥清洁	83.29	84.59	84.55	1.30	−0.04
膳食服务	81.27	82.54	81.35	1.27	−1.19
医院安保措施	84.10	85.41	85.35	1.31	−0.06
患者识别情况	85.89	87.16	86.64	1.27	−0.52
医德医风	86.08	87.30	86.71	1.22	−0.59
手术排期及时性	86.78	87.62	87.64	0.84	0.02
手术方案告知	87.11	87.96	88.08	0.85	0.12
手术预计费用告知	85.34	86.73	86.58	1.39	−0.15
麻醉方式告知	85.78	86.92	87.03	1.14	0.11
术后镇痛风险告知	85.68	86.89	86.92	1.21	0.03

与2018年相比，2019年住院患者就医体验影响要素指数全部上升，其中上升较为明显的为护理操作介绍、费用查询方式、首诊及时性等。

与2019年相比，2020年患者就医体验指数持续上升的有14个，其中上升较为明显的为费用查询方式、护理操作介绍、护理巡视频次；其余住院患者就医体验影响要素指数均有所下降，其中下降较明显的为诊疗费效比感知、膳食服务、入院顺畅程度。

2. 二级医院住院患者就医体验影响要素指数情况对比

二级医院住院患者就医体验影响要素指数结果（表5-22）显示，2020年45个住院患者就医体验影响要素中指数较高的为应急处置到位及时性、首诊及时性、护理操作介绍。

表5-22　二级医院住院患者就医体验影响要素指数情况

影响要素	指数/分			指数差值/分	
	2018年	2019年	2020年	2019年与2018年	2020年与2019年
入院顺畅程度	86.88	85.01	83.76	−1.87	−1.25
入院宣教	85.21	84.13	83.17	−1.08	−0.96
首诊及时性	91.21	92.74	91.88	1.53	−0.86
医生首诊细致程度	86.93	85.93	84.70	−1.00	−1.23
医生查房细致程度	86.22	85.27	84.35	−0.95	−0.92
主治医生查房频次	87.40	88.15	87.24	0.75	−0.91
住院医生查房频次	83.53	83.59	84.21	0.06	0.62

续表

影响要素	指数/分			指数差值/分	
	2018年	2019年	2020年	2019年与2018年	2020年与2019年
护理巡视频次	86.24	88.02	88.08	1.78	0.06
应急处置到位及时性	91.83	92.96	91.84	1.13	−1.12
病情告知	87.15	86.09	84.74	−1.06	−1.35
治疗方案告知	86.29	85.09	83.98	−1.20	−1.11
书面知情同意书签署	87.62	87.70	87.18	0.08	−0.52
患者隐私保护	86.00	84.86	84.09	−1.14	−0.77
疼痛与舒适管理	85.90	84.65	82.99	−1.25	−1.66
医生技术水平	85.45	84.45	84.26	−1.00	−0.19
疾病症状改善程度	84.93	83.57	83.59	−1.36	0.02
治疗用药知识告知	86.25	85.09	83.70	−1.16	−1.39
呼叫处理及时性	92.06	91.38	88.97	−0.68	−2.41
护理操作介绍	87.65	90.27	92.42	2.62	2.15
健康教育效果	85.85	85.00	83.95	−0.85	−1.05
护士技术水平	86.02	84.97	84.14	−1.05	−0.83
放射检查结果告知及时性	84.80	83.63	82.27	−1.17	−1.36
超声检查结果告知及时性	84.80	83.52	82.67	−1.28	−0.85
心电图检查结果告知及时性	84.88	83.69	82.71	−1.19	−0.98
放射检查预约等候时间	84.36	83.05	82.17	−1.31	−0.88
超声检查预约等候时间	84.24	82.49	82.32	−1.75	−0.17
心电图检查预约等候时间	84.58	83.23	82.35	−1.35	−0.88
医生服务态度	85.81	84.77	83.94	−1.04	−0.83
护士服务态度	86.03	85.12	84.32	−0.91	−0.80
整体服务流程	85.41	84.15	83.71	−1.26	−0.44
院内投诉管理	85.31	83.68	82.08	−1.63	−1.60
费用查询方式	85.60	86.19	88.98	0.59	2.79
诊疗费效比感知	79.17	78.58	78.04	−0.59	−0.54
院内导视系统	84.30	82.67	81.14	−1.63	−1.53
病房卫生间保洁	82.65	81.95	81.84	−0.70	−0.11
床铺被褥清洁	82.60	81.85	81.78	−0.75	−0.07
膳食服务	81.29	79.56	79.81	−1.73	0.25
医院安保措施	83.36	82.36	82.29	−1.00	−0.07
患者识别情况	85.11	84.15	83.11	−0.96	−1.04
医德医风	85.20	84.26	83.23	−0.94	−1.03
手术排期及时性	84.43	84.89	83.91	0.46	−0.98
手术方案告知	84.38	84.81	83.64	0.43	−1.17
手术预计费用告知	82.64	83.01	82.33	0.37	−0.68
麻醉方式告知	83.61	83.72	83.09	0.11	−0.63
术后镇痛风险告知	83.06	84.07	82.91	1.01	−1.16

与2018年相比，2019年患者就医体验指数持续上升的有13个，其中上升较为明显的为护理操作介绍、护理巡视频次、首诊及时性、应急处置到位及时性；其余住院患者就医体验影响要素指数均有所下降，其中下降较明显的为入院顺畅程度、超声检查预约等候时间、膳食服务、院内导视系统、院内投诉管理。

与2019年相比，2020年患者就医体验指数持续上升的有6个，分别为费用查询方式、护理操作介绍、住院医生查房频次、膳食服务、护理巡视频次、疾病症状改善程度；其余住院患者就医体验影响要素指数均有所下降，其中下降较明显的为呼叫处理及时性、疼痛与舒适管理、院内投诉管理。

3. 二级医院与三级医院住院患者就医体验影响要素指数差异分析

住院患者就医体验影响要素指数情况对比结果（表5-21～表5-23）显示，2019年三级医院患者就医体验影响要素指数上升趋势显著优于二级医院；2020年三级医院和二级医院的患者就医体验要点指数均有不同程度的下降，但三级医院的增长趋势仍优于二级医院；二级医院住院患者就医体验影响要素指数情况普遍低于三级医院；二级医院较三级医院表现较好的要点为首诊及时性、住院医生查房频次、费用查询方式、诊疗费效比感知，其余要点的指数均低于三级医院。

表5-23 二级医院与三级医院住院患者就医体验影响要素指数差值/分

影响要素	2018年	2019年	2020年
入院顺畅程度	0.78	−1.47	−1.77
入院宣教	−0.20	−2.10	−2.37
首诊及时性	1.42	0.58	−0.21
医生首诊细致程度	−0.22	−2.15	−2.73
医生查房细致程度	−0.39	−2.27	−2.67
主治医生查房频次	−0.12	0.04	−0.45
住院医生查房频次	0.16	−0.39	1.09
护理巡视频次	0.22	0.69	−0.38
应急处置到位及时性	1.06	0.29	−1.09
病情告知	−0.02	−1.92	−2.84
治疗方案告知	−0.01	−2.12	−2.87
书面知情同意书签署	−1.09	−2.44	−3.13
患者隐私保护	−0.59	−2.74	−3.29
疼痛与舒适管理	−0.41	−2.45	−3.86
医生技术水平	−1.60	−3.61	−3.81
疾病症状改善程度	−0.56	−3.08	−2.86
治疗用药知识告知	−0.80	−2.90	−4.18
呼叫处理及时性	0.74	−0.73	−3.03
护理操作介绍	−0.75	−1.00	−0.42
健康教育效果	−0.62	−2.68	−3.05

续表

影响要素	2018年	2019年	2020年
护士技术水平	−1.17	−3.26	−3.77
放射检查结果告知及时性	−0.22	−2.32	−3.54
超声检查结果告知及时性	−0.49	−2.64	−3.41
心电图检查结果告知及时性	−0.73	−2.68	−3.46
放射检查预约等候时间	0.22	−1.90	−2.84
超声检查预约等候时间	0.39	−2.21	−2.78
心电图检查预约等候时间	−0.16	−2.23	−3.34
医生服务态度	−0.75	−2.80	−3.65
护士服务态度	−0.90	−2.94	−3.54
整体服务流程	−0.51	−2.96	−3.09
院内投诉管理	−0.34	−2.84	−4.29
费用查询方式	1.13	−0.86	0.34
诊疗费效比感知	1.08	−0.60	1.32
院内导视系统	−0.63	−2.67	−3.80
病房卫生间保洁	−0.72	−2.50	−2.46
床铺被褥清洁	−0.69	−2.74	−2.77
膳食服务	0.02	−2.98	−1.54
医院安保措施	−0.74	−3.05	−3.06
患者识别情况	−0.78	−3.01	−3.53
医德医风	−0.88	−3.04	−3.48
手术排期及时性	−2.35	−2.73	−3.73
手术方案告知	−2.73	−3.15	−4.44
手术预计费用告知	−2.70	−3.72	−4.25
麻醉方式告知	−2.17	−3.20	−3.94
术后镇痛风险告知	−2.62	−2.82	−4.01

第四节　公立医院和民营医院住院患者体验差异分析

一、患者就医体验满意率差异分析

（一）总体满意率差异分析

比较公立医院与民营医院住院患者就医体验满意率发现，2020年民营医院住院患者就医体验满意率较2019年上升明显（表5-24）。

表5-24　公立医院与民营医院住院患者就医体验满意率情况

医院类型	就医体验满意率/%			满意率差值/%	
	2018年	2019年	2020年	2019年与2018年	2020年与2019年
公立医院	90.08	90.70	89.88	0.62	−0.82
民营医院	91.13	90.69	92.62	−0.44	1.93

（二）患者就医环节体验满意率差异分析

1. 公立医院住院患者就医环节体验满意率情况

2018—2020年公立医院住院患者就医环节体验满意率结果显示，2020年满意率较高的为身份核查环节、护理环节、服务感知环节；满意率较低的为后勤环节、查房环节、价格感知环节（表5-25）。

表5-25　2018—2020年公立医院住院患者就医环节体验满意率情况

就医环节	满意率/%			满意率差值/%	
	2018年	2019年	2020年	2019年与2018年	2020年与2019年
入院环节	92.16	91.72	89.24	−0.44	−2.48
接诊环节	91.41	92.31	90.24	0.90	−2.07
查房环节	85.25	85.75	83.33	0.50	−2.42
治疗环节	90.79	91.71	90.37	0.92	−1.34
护理环节	92.03	92.58	91.03	0.55	−1.55
辅检环节	87.55	87.54	87.92	−0.01	0.38
服务感知环节	91.45	92.40	90.95	0.95	−1.45
投诉环节	87.71	88.16	87.31	0.45	−0.85
价格感知环节	76.97	78.78	76.79	1.81	−1.99
导视环节	89.27	87.38	86.27	−1.89	−1.11
后勤环节	83.31	84.86	84.07	1.55	−0.79
身份核查环节	91.91	92.68	91.34	0.77	−1.34
手术麻醉环节	89.40	91.24	90.00	1.84	−1.24

与2018年相比，2019年住院患者就医环节体验满意率下降的环节有3个，分别为入院环节、辅检环节、导视环节；其余患者就医环节体验满意率均有不同程度的上升，其中上升最明显的环节为手术麻醉环节、价格感知环节、后勤环节。

与2019年相比，2020年除辅检环节外，其余住院患者就医环节体验满意率均有不同程度的下降，其中下降较明显的环节为入院环节、查房环节、接诊环节。

2. 民营医院住院患者就医环节体验满意率情况

2018—2020年民营医院住院患者就医环节体验满意率结果显示，2020年满意率较高的为服务感知环节、身份核查环节、入院环节；满意率较低的为手术麻醉环节、价格感知环节（表5-26）。

表5-26　2018—2020年民营医院住院患者就医环节体验满意率情况

就医环节	满意率/%			满意率差值/%	
	2018年	2019年	2020年	2019年与2018年	2020年与2019年
入院环节	94.23	93.00	92.62	−1.23	−0.38
接诊环节	93.14	92.23	92.22	−0.91	−0.01
查房环节	86.28	86.06	85.10	−0.22	−0.96
治疗环节	92.10	91.56	92.35	−0.54	0.79
护理环节	92.82	91.74	92.42	−1.08	0.68
辅检环节	93.99	90.41	89.56	−3.58	−0.85
服务感知环节	93.02	92.37	92.93	−0.65	0.56
投诉环节	90.84	88.99	89.85	−1.85	0.86
价格感知环节	82.23	79.81	77.29	−2.42	−2.52
导视环节	91.90	89.45	87.14	−2.45	−2.31
后勤环节	86.18	85.24	86.78	−0.94	1.54
身份核查环节	92.86	91.03	92.81	−1.83	1.78
手术麻醉环节	75.97	58.01	70.11	−17.96	12.10

与2018年相比，2019年民营医院住院患者就医各环节体验满意率均有不同程度的下降，尤其是手术麻醉环节下降显著。

与2019年相比，2020年民营医院住院患者就医各环节体验满意率上升的环节有7个，上升明显的是手术麻醉环节、身份核查环节；其余环节均有不同程度的下降，下降明显的为价格感知环节、导视环节。

3. 公立医院与民营医院住院患者就医环节体验满意率差异分析

2018—2020年住院患者就医环节体验满意率情况对比结果（表5-27）显示，除2019年公立医院各环节满意率整体趋势优于民营医院，2018年和2020年，手术麻醉环节以外的各个环节，民营医院均优于公立医院；2019年公立医院患者就医环节体验提升明显，2020年民营医院患者就医环节体验提升明显。

表5-27　民营医院与公立医院住院患者就医环节体验满意率差值/%

就医环节	2018年	2019年	2020年
入院环节	−2.07	−1.28	−3.38
接诊环节	−1.73	0.08	−1.98
查房环节	−1.03	−0.31	−1.77
治疗环节	−1.31	0.15	−1.98
护理环节	−0.79	0.84	−1.39
辅检环节	−6.44	−2.87	−1.64
服务感知环节	−1.57	0.03	−1.98
投诉环节	−3.13	−0.83	−2.54

续表

就医环节	2018年	2019年	2020年
价格感知环节	−5.26	−1.03	−0.50
导视环节	−2.63	−2.07	−0.87
后勤环节	−2.87	−0.38	−2.71
身份核查环节	−0.95	1.65	−1.47
手术麻醉环节	13.43	33.23	19.89

（三）患者就医体验影响因素满意率差异分析

1. 公立医院住院患者就医体验影响因素满意率对比

公立医院住院患者就医体验影响因素满意率结果（表5-28）显示，2020年45个住院患者就医体验影响因素满意率较高的为护理操作介绍、呼叫处理及时性、主治医生查房频次、患者隐私保护；住院患者就医体验影响因素满意率较低的为膳食服务、住院医生查房频次、诊疗费效比感知。

表5-28　2018—2020年公立医院住院患者就医体验影响因素满意率情况

影响因素	满意率/%			满意率差值/%	
	2018年	2019年	2020年	2019年与2018年	2020年与2019年
入院顺畅程度	92.16	91.72	89.24	−0.44	−2.48
入院宣教	89.99	90.54	88.51	0.55	−2.03
首诊及时性	92.41	93.75	91.26	1.34	−2.49
医生首诊细致程度	91.85	92.64	90.95	0.79	−1.69
医生查房细致程度	91.07	92.00	90.59	0.93	−1.41
主治医生查房频次	93.88	94.25	91.83	0.37	−2.42
住院医生查房频次	73.95	74.02	69.91	0.07	−4.11
护理巡视频次	82.10	82.73	81.02	0.63	−1.71
应急处置到位及时性	92.30	93.67	91.54	1.37	−2.13
病情告知	91.06	92.07	90.56	1.01	−1.51
治疗方案告知	89.77	91.01	89.78	1.24	−1.23
书面知情同意书签署	89.92	91.47	90.40	1.55	−1.07
患者隐私保护	91.79	92.86	91.60	1.07	−1.26
疼痛与舒适管理	90.66	90.62	89.58	−0.04	−1.04
医生技术水平	90.59	91.63	90.47	1.04	−1.16
疾病症状改善程度	88.80	90.21	88.83	1.41	−1.38
治疗用药知识告知	92.19	91.87	90.55	−0.32	−1.32
呼叫处理及时性	93.85	93.57	91.90	−0.28	−1.67
护理操作介绍	93.79	94.96	92.80	1.17	−2.16
健康教育效果	89.61	90.33	89.12	0.72	−1.21

续表

影响因素	满意率/%			满意率差值/%	
	2018年	2019年	2020年	2019年与2018年	2020年与2019年
护士技术水平	90.88	91.44	90.30	0.56	−1.14
放射检查结果告知及时性	87.63	87.77	87.84	0.14	0.07
超声检查结果告知及时性	88.53	88.66	88.70	0.13	0.04
心电图检查结果告知及时性	89.76	89.50	89.36	−0.26	−0.14
放射检查预约等候时间	86.18	86.34	86.69	0.16	0.35
超声检查预约等候时间	85.30	85.34	86.63	0.04	1.29
心电图检查预约等候时间	87.88	87.62	88.33	−0.26	0.71
医生服务态度	91.68	92.52	91.25	0.84	−1.27
护士服务态度	91.89	92.76	91.14	0.87	−1.62
整体服务流程	90.39	91.44	90.11	1.05	−1.33
院内投诉管理	87.71	88.16	87.31	0.45	−0.85
费用查询方式	84.79	85.90	84.36	1.11	−1.54
诊疗费效比感知	69.15	71.67	69.22	2.52	−2.45
院内导视系统	89.27	87.38	86.27	−1.89	−1.11
病房卫生间保洁	84.58	85.89	85.05	1.31	−0.84
床铺被褥清洁	83.88	85.93	85.65	2.05	−0.28
膳食服务	77.55	78.77	76.69	1.22	−2.08
医院安保措施	87.24	88.83	88.89	1.59	0.06
患者识别情况	91.91	92.68	91.34	0.77	−1.34
医德医风	91.86	92.87	91.31	1.01	−1.56
手术排期及时性	90.29	91.56	90.38	1.27	−1.18
手术方案告知	91.08	92.50	91.19	1.42	−1.31
手术预计费用告知	87.51	89.92	88.56	2.41	−1.36
麻醉方式告知	89.13	90.96	89.94	1.83	−1.02
术后镇痛风险告知	89.00	91.25	89.91	2.25	−1.34

与2018年相比，2019年住院患者就医体验影响因素满意率普遍上升，其中上升较为明显的为诊疗费效比感知、手术预计费用告知、术后镇痛风险告知、床铺被褥清洁；住院患者就医体验影响因素满意率下降的为院内导视系统、入院顺畅程度、治疗用药知识告知、呼叫处理及时性、心电图检查结果告知及时性、心电图检查预约等候时间、疼痛与舒适管理。

与2019年相比，2020年住院患者就医体验影响因素满意率上升的有6个，分别为超声检查预约等候时间、心电图检查预约等候时间、放射检查预约等候时间、放射检查结果告知及时性、医院安保措施、超声检查结果告知及时性，其余住院患者就医体验影响因素满意率均有所下降，其中下降较明显的为住院医生查房频次、首诊及时性、入院顺畅程度。

2. 民营医院住院患者就医体验影响因素满意率对比

2018—2020年民营医院住院患者就医体验影响因素满意率结果（表5-29）显示，2020年45个住院患者就医体验影响因素满意率较高的为护理操作介绍、患者隐私保护、首诊及时性、护士服务态度；住院患者就医体验影响因素满意率较低的为诊疗费效比感知、住院医生查房频次。

表5-29 2018—2020年民营医院住院患者就医体验影响因素满意率情况

影响因素	满意率/%			满意率差值/%	
	2018年	2019年	2020年	2019年与2018年	2020年与2019年
入院顺畅程度	96.72	93.47	92.61	−3.25	−0.86
入院宣教	95.44	91.73	90.24	−3.71	−1.49
首诊及时性	95.99	93.30	93.63	−2.69	0.33
医生首诊细致程度	96.34	93.17	92.87	−3.17	−0.30
医生查房细致程度	96.04	92.54	92.87	−3.50	0.33
主治医生查房频次	96.36	92.58	91.85	−3.78	−0.73
住院医生查房频次	86.30	76.08	72.50	−10.22	−3.58
护理巡视频次	91.15	81.81	85.06	−9.34	3.25
应急处置到位及时性	96.44	92.71	92.95	−3.73	0.24
病情告知	96.03	92.71	92.95	−3.32	0.24
治疗方案告知	95.49	91.35	92.11	−4.14	0.76
书面知情同意书签署	95.10	90.66	92.69	−4.44	2.03
患者隐私保护	95.94	93.30	94.06	−2.64	0.76
疼痛与舒适管理	96.11	92.65	90.90	−3.46	−1.75
医生技术水平	94.84	91.18	92.11	−3.66	0.93
疾病症状改善程度	94.59	89.91	91.26	−4.68	1.35
治疗用药知识告知	96.37	93.61	91.27	−2.76	−2.34
呼叫处理及时性	96.98	94.38	91.91	−2.60	−2.47
护理操作介绍	96.84	94.23	94.65	−2.61	0.42
健康教育效果	95.08	90.63	91.51	−4.45	0.88
护士技术水平	95.18	91.35	92.02	−3.83	0.67
放射检查结果告知及时性	94.03	90.62	89.49	−3.41	−1.13
超声检查结果告知及时性	93.60	90.65	90.54	−2.95	−0.11
心电图检查结果告知及时性	94.52	91.30	91.02	−3.22	−0.28
放射检查预约等候时间	93.47	89.96	88.44	−3.51	−1.52
超声检查预约等候时间	93.97	88.85	88.29	−5.12	−0.56
心电图检查预约等候时间	94.34	91.07	89.56	−3.27	−1.51
医生服务态度	95.89	93.38	92.36	−2.51	−1.02
护士服务态度	95.73	93.43	93.55	−2.30	0.12
整体服务流程	95.66	91.73	92.70	−3.93	0.97
院内投诉管理	94.84	90.23	90.28	−4.61	0.05

续表

影响因素	满意率/%			满意率差值/%	
	2018年	2019年	2020年	2019年与2018年	2020年与2019年
费用查询方式	92.47	88.55	89.05	−3.92	0.50
诊疗费效比感知	85.70	71.12	67.74	−14.58	−3.38
院内导视系统	95.32	90.50	87.39	−4.82	−3.11
病房卫生间保洁	92.00	86.60	89.47	−5.40	2.87
床铺被褥清洁	92.83	87.23	87.10	−5.60	−0.13
膳食服务	84.14	79.48	82.84	−4.66	3.36
医院安保措施	93.90	89.95	91.60	−3.95	1.65
患者识别情况	95.72	92.58	92.78	−3.14	0.20
医德医风	96.22	93.38	93.38	−2.84	0.00
手术排期及时性	93.84	87.95	92.64	−5.89	4.69
手术方案告知	94.26	91.57	92.25	−2.69	0.68
手术预计费用告知	90.90	87.71	88.76	−3.19	1.05
麻醉方式告知	93.00	88.43	92.64	−4.57	4.21
术后镇痛风险告知	92.86	87.95	92.64	−4.91	4.69

与2018年相比，2019年住院患者就医体验影响因素满意率全部下降，其中下降较明显的为诊疗费效比感知、住院医生查房频次、护理巡视频次。

与2019年相比，2020年住院患者就医体验影响因素满意率上升的有26个，其中上升较明显的为手术排期及时性、术后镇痛风险告知、麻醉方式告知；其余住院患者就医体验影响因素满意率均有所下降，其中下降较明显的为住院医生查房频次、诊疗费效比感知、院内导视系统、呼叫处理及时性、治疗用药知识告知。

3. 公立医院与民营医院住院患者就医体验影响因素满意率差异分析

公立医院与民营医院住院患者就医环节体验满意率情况对比结果（表5-28～表5-30）显示，2019年公立医院患者就医体验影响因素满意率增长趋势明显优于民营医院，2020年民营医院患者就医体验影响因素满意率增长趋势明显优于公立医院；民营医院较公立医院的优势因素为入院顺畅程度等。2018年民营医院各影响因素满意率均高于公立医院；2019年45项影响因素中，公立医院有16项影响因素的满意率高于民营医院，其余影响因素均低于民营医院；2020年民营医院除诊疗费效比感知外，其余指标的满意率均高于公立医院。

表5-30 民营医院与公立医院住院患者就医体验影响因素满意率差值/%

影响因素	2018年	2019年	2020年
入院顺畅程度	4.56	1.75	3.37
入院宣教	5.45	1.19	1.73
首诊及时性	3.58	−0.45	2.37
医生首诊细致程度	4.49	0.53	1.92
医生查房细致程度	4.97	0.54	2.28

续表

影响因素	2018年	2019年	2020年
主治医生查房频次	2.48	−1.67	0.02
住院医生查房频次	12.35	2.06	2.59
护理巡视频次	9.05	−0.92	4.04
应急处置到位及时性	4.14	−0.96	1.41
病情告知	4.97	0.64	2.39
治疗方案告知	5.72	0.34	2.33
书面知情同意书签署	5.18	−0.81	2.29
患者隐私保护	4.15	0.44	2.46
疼痛与舒适管理	5.45	2.03	1.32
医生技术水平	4.25	−0.45	1.64
疾病症状改善程度	5.79	−0.30	2.43
治疗用药知识告知	4.18	1.74	0.72
呼叫处理及时性	3.13	0.81	0.01
护理操作介绍	3.05	−0.73	1.85
健康教育效果	5.47	0.30	2.39
护士技术水平	4.30	−0.09	1.72
放射检查结果告知及时性	6.40	2.85	1.65
超声检查结果告知及时性	5.07	1.99	1.84
心电图检查结果告知及时性	4.76	1.80	1.66
放射检查预约等候时间	7.29	3.62	1.75
超声检查预约等候时间	8.67	3.51	1.66
心电图检查预约等候时间	6.46	3.45	1.23
医生服务态度	4.21	0.86	1.11
护士服务态度	3.84	0.67	2.41
整体服务流程	5.27	0.29	2.59
院内投诉管理	7.13	2.07	2.97
费用查询方式	7.68	2.65	4.69
诊疗费效比感知	16.55	−0.55	−1.48
院内导视系统	6.05	3.12	1.12
病房卫生间保洁	7.42	0.71	4.42
床铺被褥清洁	8.95	1.30	1.45
膳食服务	6.59	0.71	6.15
医院安保措施	6.66	1.12	2.71
患者识别情况	3.81	−0.10	1.44
医德医风	4.36	0.51	2.07
手术排期及时性	3.55	−3.61	2.26
手术方案告知	3.18	−0.93	1.06
手术预计费用告知	3.39	−2.21	0.20
麻醉方式告知	3.87	−2.53	2.70
术后镇痛风险告知	3.86	−3.30	2.73

二、患者就医体验指数差异分析

（一）总体就医体验指数差异分析

对比公立医院与民营医院住院患者就医体验指数发现，2018—2020 年，公立医院住院患者就医体验指数持续增长，民营医院住院患者就医体验指数略有上升（表 5-31）。

表 5-31　公立医院与民营医院住院患者就医体验指数情况

医院类型	就医体验指数/分			就医体验指数差值/分	
	2018年	2019年	2020年	2019年与2018年	2020年与2019年
公立医院	84.21	84.99	85.16	0.78	0.17
民营医院	86.04	84.64	86.64	−1.40	2.00

（二）患者就医体验要点指数差异分析

1. 公立医院住院患者就医体验要点指数对比

2018—2020 年公立医院住院患者就医体验要点指数结果（表 5-32）显示，2020 年住院患者就医体验要点指数较高的为工作执行效率；住院患者就医体验要点指数较低的为诊疗性价比感知、后勤保障。

表 5-32　2018—2020 年公立医院住院患者就医体验要点指数情况

体验要点	指数/分			指数差值/分	
	2018年	2019年	2020年	2019年与2018年	2020年与2019年
技术能力水平	85.81	86.41	86.40	0.60	−0.01
诊疗措施落实	85.34	86.68	87.05	1.34	0.37
工作执行效率	90.22	89.52	92.46	−0.70	2.94
诊疗效果	84.90	85.56	85.46	0.66	−0.10
辅技支持	84.30	84.78	84.86	0.48	0.08
服务流程	85.01	85.19	84.78	0.18	−0.41
服务效率	86.27	87.11	87.33	0.84	0.22
服务态度	85.63	86.32	86.40	0.69	0.08
服务效果	84.67	85.38	85.14	0.71	−0.24
知情同意	85.71	86.56	87.09	0.85	0.53
患者隐私保护	85.52	86.06	86.11	0.54	0.05
患者安全	84.75	85.68	85.30	0.93	−0.38
后勤保障	82.10	82.46	82.19	0.36	−0.27
导视管理	83.82	83.91	83.64	0.09	−0.27
安保管理	82.87	83.95	84.11	1.08	0.16
费用管理	83.25	85.41	87.69	2.16	2.28
诊疗性价比感知	77.35	78.39	76.49	1.04	−1.90

与2018年相比，2019年住院患者就医体验要点指数除工作执行效率外，均有不同程度的上升，其中上升较为明显的要点为费用管理、诊疗措施落实、安保管理、诊疗性价比感知。

与2019年相比，2020年住院患者就医体验要点指数上升的有9个，上升最明显的为工作执行效率、费用管理；其余住院患者就医体验要点指数均有所下降，其中下降较明显的为诊疗性价比感知、服务流程、患者安全。

2．民营医院住院患者就医体验要点指数对比

2018—2020年民营医院住院患者就医体验要点指数结果（表5-33）显示，2020年住院患者就医体验要点指数较高的为工作执行效率、服务效率、患者隐私保护；住院患者就医体验要点指数较低的为诊疗性价比感知。

表5-33　2018—2020年民营医院住院患者就医体验要点指数情况

体验要点	指数/分			指数差值/分	
	2018年	2019年	2020年	2019年与2018年	2020年与2019年
技术能力水平	87.53	86.08	88.72	−1.45	2.64
诊疗措施落实	86.93	85.88	88.80	−1.05	2.92
工作执行效率	89.74	88.74	91.87	−1.00	3.13
诊疗效果	86.92	85.63	87.37	−1.29	1.74
辅技支持	86.68	85.39	86.61	−1.29	1.22
服务流程	87.81	85.72	87.49	−2.09	1.77
服务效率	89.06	87.57	89.14	−1.49	1.57
服务态度	87.30	86.27	88.43	−1.03	2.16
服务效果	86.82	85.78	87.10	−1.04	1.32
知情同意	86.66	85.75	88.77	−0.91	3.02
患者隐私保护	86.80	86.21	88.83	−0.59	2.62
患者安全	86.45	84.46	86.61	−1.99	2.15
后勤保障	83.52	82.57	84.31	−0.95	1.74
导视管理	85.60	84.10	85.65	−1.50	1.55
安保管理	85.34	83.70	85.85	−1.64	2.15
费用管理	84.48	83.26	88.14	−1.22	4.88
诊疗性价比感知	80.81	78.16	75.80	−2.65	−2.36

与2018年相比，2019年住院患者就医体验要点指数均有不同幅度的下降，下降较明显的为诊疗性价比感知、服务流程、患者安全。

与2019年相比，2020年住院患者就医体验要点指数除诊疗性价比感知外，均有不同程度的上升，上升较明显的有费用管理、工作执行效率、知情同意。

3．公立医院与民营医院住院患者就医体验要点指数差异分析

住院患者就医体验要点指数情况对比结果（表5-32～表5-34）显示，公立医院连续3年的持续上升趋势明显较民营医院好；公立医院工作执行效率、费用管理、诊疗性价比感知的患者就医体验要点指数高于民营医院；民营医院服务效率、服务流程、后勤保障、导视管理等的患者就医体验要点指数较公立医院好。

表5-34 公立医院与民营医院住院患者就医体验要点指数差值/分

体验要点	2018年	2019年	2020年
技术能力水平	−1.72	0.33	−2.32
诊疗措施落实	−1.59	0.80	−1.75
工作执行效率	0.48	0.78	0.59
诊疗效果	−2.02	−0.07	−1.91
辅技支持	−2.38	−0.61	−1.75
服务流程	−2.80	−0.53	−2.71
服务效率	−2.79	−0.46	−1.81
服务态度	−1.67	0.05	−2.03
服务效果	−2.15	−0.40	−1.96
知情同意	−0.95	0.81	−1.68
患者隐私保护	−1.28	−0.15	−2.72
患者安全	−1.70	1.22	−1.31
后勤保障	−1.42	−0.11	−2.12
导视管理	−1.78	−0.19	−2.01
安保管理	−2.47	0.25	−1.74
费用管理	−1.23	2.15	−0.45
诊疗性价比感知	−3.46	0.23	0.69

（三）患者就医体验影响要素指数差异分析

1. 公立医院住院患者就医体验影响要素指数对比

公立医院住院患者就医体验影响要素指数结果（表5-35）显示，2020年45个住院患者就医体验影响要素指数较高的为应急处置到位及时性、护理操作介绍、首诊及时性等。

表5-35 公立医院住院患者就医体验影响要素指数情况

影响要素	指数/分			指数差值/分	
	2018年	2019年	2020年	2019年与2018年	2020年与2019年
入院顺畅程度	85.48	85.35	84.63	−0.13	−0.72
入院宣教	84.25	84.69	84.34	0.44	−0.35
首诊及时性	89.40	91.91	91.82	2.51	−0.09
医生首诊细致程度	86.10	86.63	86.35	0.53	−0.28
医生查房细致程度	85.52	86.09	85.94	0.57	−0.15
主治医生查房频次	86.69	87.58	87.18	0.89	−0.40
住院医生查房频次	82.19	83.05	82.48	0.86	−0.57
护理巡视频次	85.02	86.52	87.51	1.50	0.99

续表

影响要素	指数/分			指数差值/分	
	2018年	2019年	2020年	2019年与2018年	2020年与2019年
应急处置到位及时性	90.22	92.25	92.46	2.03	0.21
病情告知	86.16	86.62	86.35	0.46	−0.27
治疗方案告知	85.27	85.74	85.60	0.47	−0.14
书面知情同意书签署	87.65	89.10	89.31	1.45	0.21
患者隐私保护	85.52	86.06	86.11	0.54	0.05
疼痛与舒适管理	85.20	85.58	85.52	0.38	−0.06
医生技术水平	85.69	86.36	86.71	0.67	0.35
疾病症状改善程度	84.32	85.11	85.16	0.79	0.05
治疗用药知识告知	85.81	86.42	86.55	0.61	0.13
呼叫处理及时性	90.70	91.28	91.17	0.58	−0.11
护理操作介绍	87.26	90.27	92.17	3.01	1.90
健康教育效果	85.28	86.11	85.77	0.83	−0.34
护士技术水平	85.92	86.57	86.61	0.65	0.04
放射检查结果告知及时性	84.03	84.59	84.64	0.56	0.05
超声检查结果告知及时性	84.29	84.77	84.92	0.48	0.15
心电图检查结果告知及时性	84.57	85.00	85.03	0.43	0.03
放射检查预约等候时间	83.37	83.72	84.00	0.35	0.28
超声检查预约等候时间	83.02	83.37	84.04	0.35	0.67
心电图检查预约等候时间	83.85	84.14	84.59	0.29	0.45
医生服务态度	85.46	86.11	86.27	0.65	0.16
护士服务态度	85.80	86.53	86.53	0.73	0.00
整体服务流程	84.84	85.58	85.56	0.74	−0.02
院内投诉管理	84.50	85.01	84.95	0.51	−0.06
费用查询方式	83.25	85.65	87.69	2.40	2.04
诊疗费效比感知	77.35	78.39	76.49	1.04	−1.90
院内导视系统	83.82	83.91	83.64	0.09	−0.27
病房卫生间保洁	82.18	83.08	83.04	0.90	−0.04
床铺被褥清洁	82.02	83.14	83.25	1.12	0.11
膳食服务	80.23	81.07	80.18	0.84	−0.89
医院安保措施	82.87	83.95	84.11	1.08	0.16
患者识别情况	84.75	85.68	85.30	0.93	−0.38
医德医风	84.91	85.83	85.46	0.92	−0.37
手术排期及时性	85.45	86.40	86.60	0.95	0.20
手术方案告知	85.61	86.60	86.94	0.99	0.34
手术预计费用告知	83.69	85.18	85.39	1.49	0.21
麻醉方式告知	84.29	85.56	85.90	1.27	0.34
术后镇痛风险告知	84.14	85.59	85.80	1.45	0.21

与 2018 年相比，2019 年除入院顺畅程度以外，其余要素的患者就医体验影响要素指数全部上升，其中上升较为明显的为护理操作介绍、首诊及时性、费用查询方式、应急处置到位及时性等。

与 2019 年相比，2020 年患者就医体验指数持续上升的有 24 个，其中上升较为明显的为费用查询方式、护理操作介绍、护理巡视频次；其余住院患者就医体验影响要素指数均有所下降，其中下降较明显的为诊疗费效比感知、膳食服务、入院顺畅程度。

2. 民营医院住院患者就医体验影响要素指数对比

2018—2020 年民营医院住院患者就医体验影响要素指数结果（表 5-36）显示，2020 年 45 个住院患者就医体验影响要素指数较高的为首诊及时性、应急处置到位及时性、护理操作介绍。

表 5-36 2018—2020 年民营医院住院患者就医体验影响要素指数对比

影响要素	指数/分			指数差值/分	
	2018 年	2019 年	2020 年	2019 年与 2018 年	2020 年与 2019 年
入院顺畅程度	91.00	86.18	88.13	−4.82	1.95
入院宣教	90.17	86.18	87.22	−3.99	1.04
首诊及时性	94.09	91.64	94.91	−2.45	3.27
医生首诊细致程度	91.54	87.79	89.41	−3.75	1.62
医生查房细致程度	91.09	87.47	89.32	−3.62	1.85
主治医生查房频次	91.65	87.75	89.10	−3.90	1.35
住院医生查房频次	89.25	83.38	84.40	−5.87	1.02
护理巡视频次	90.86	85.85	90.76	−5.01	4.91
应急处置到位及时性	94.71	91.98	94.60	−2.73	2.62
病情告知	91.54	87.62	89.46	−3.92	1.84
治疗方案告知	90.64	86.86	88.66	−3.78	1.80
书面知情同意书签署	91.77	87.70	93.03	−4.07	5.33
患者隐私保护	90.33	87.04	89.34	−3.29	2.30
疼痛与舒适管理	90.72	87.25	87.88	−3.47	0.63
医生技术水平	90.27	87.04	89.20	−3.23	2.16
疾病症状改善程度	89.77	85.85	87.83	−3.92	1.98
治疗用药知识告知	91.07	87.79	88.20	−3.28	0.41
呼叫处理及时性	94.76	92.54	92.00	−2.22	−0.54
护理操作介绍	91.89	89.69	94.21	−2.20	4.52
健康教育效果	90.69	86.95	88.15	−3.74	1.20
护士技术水平	90.68	87.47	88.81	−3.21	1.34
放射检查结果告知及时性	89.67	85.69	86.89	−3.98	1.20
超声检查结果告知及时性	89.42	85.55	87.26	−3.87	1.71

影响要素	指数/分			指数差值/分	
	2018年	2019年	2020年	2019年与2018年	2020年与2019年
心电图检查结果告知及时性	89.75	85.64	87.49	−4.11	1.85
放射检查预约等候时间	89.42	85.17	86.63	−4.25	1.46
超声检查预约等候时间	89.29	84.59	86.57	−4.70	1.98
心电图检查预约等候时间	89.48	85.28	86.84	−4.20	1.56
医生服务态度	90.25	86.88	88.88	−3.37	2.00
护士服务态度	90.63	87.33	89.00	−3.30	1.67
整体服务流程	89.93	86.38	88.25	−3.55	1.87
院内投诉管理	91.38	86.04	87.98	−5.34	1.94
费用查询方式	89.11	85.78	89.73	−3.33	3.95
诊疗费效比感知	85.67	78.00	76.77	−7.67	−1.23
院内导视系统	89.11	84.64	86.23	−4.47	1.59
病房卫生间保洁	88.17	83.78	86.21	−4.39	2.43
床铺被褥清洁	88.47	83.88	85.52	−4.59	1.64
膳食服务	85.38	81.23	84.42	−4.15	3.19
医院安保措施	88.75	84.19	86.49	−4.56	2.30
患者识别情况	89.67	85.99	87.16	−3.68	1.17
医德医风	90.00	86.27	87.42	−3.73	1.15
手术排期及时性	89.38	84.39	92.87	−4.99	8.48
手术方案告知	89.61	85.45	93.26	−4.16	7.81
手术预计费用告知	87.54	83.08	90.93	−4.46	7.85
麻醉方式告知	88.32	83.37	92.95	−4.95	9.58
术后镇痛风险告知	88.07	82.80	93.02	−5.27	10.22

与2018年相比，2019年住院患者就医体验要点指数均有不同幅度的下降，下降较明显的为诊疗费效比感知、住院医生查房频次、院内投诉管理。

与2019年相比，2020年住院患者就医体验要点指数除诊疗费效比感知和呼叫处理及时性外，均有不同程度的上升，上升较明显的有术后镇痛风险告知、麻醉方式告知、手术排期及时性。

3. 公立医院与民营医院住院患者就医体验影响要素指数差异分析

公立医院与民营医院住院患者就医体验影响要素指数情况对比结果（表5-35～表5-37）显示，公立医院持续上升趋势明显；对比历史趋势可见，公立医院指数上升较大的为护理操作介绍、费用查询方式等，民营医院上升较大的为术后镇痛风险告知、麻醉方式告知等。

表5-37　民营医院与公立医院住院患者就医体验影响要素指数差值/分

影响因素	2018年	2019年	2020年
入院顺畅程度	5.52	0.83	3.50
入院宣教	5.92	1.49	2.88
首诊及时性	4.69	−0.27	3.09
医生首诊细致程度	5.44	1.16	3.06
医生查房细致程度	5.57	1.38	3.38
主治医生查房频次	4.96	0.17	1.92
住院医生查房频次	7.06	0.33	1.92
护理巡视频次	5.84	−0.67	3.25
应急处置到位及时性	4.49	−0.27	2.14
病情告知	5.38	1.00	3.11
治疗方案告知	5.37	1.12	3.06
书面知情同意书签署	4.12	−1.40	3.72
患者隐私保护	4.81	0.98	3.23
疼痛与舒适管理	5.52	1.67	2.36
医生技术水平	4.58	0.68	2.49
疾病症状改善程度	5.45	0.74	2.67
治疗用药知识告知	5.26	1.37	1.65
呼叫处理及时性	4.06	1.26	0.83
护理操作介绍	4.63	−0.58	2.04
健康教育效果	5.41	0.84	2.38
护士技术水平	4.76	0.90	2.20
放射检查结果告知及时性	5.64	1.10	2.25
超声检查结果告知及时性	5.13	0.78	2.34
心电图检查结果告知及时性	5.18	0.64	2.46
放射检查预约等候时间	6.05	1.45	2.63
超声检查预约等候时间	6.27	1.22	2.53
心电图检查预约等候时间	5.63	1.14	2.25
医生服务态度	4.79	0.77	2.61
护士服务态度	4.83	0.80	2.47
整体服务流程	5.09	0.80	2.69
院内投诉管理	6.88	1.03	3.03
费用查询方式	5.86	0.13	2.04
诊疗费效比感知	8.32	−0.39	0.28
院内导视系统	5.29	0.73	2.59
病房卫生间保洁	5.99	0.70	3.17

续表

影响因素	2018年	2019年	2020年
床铺被褥清洁	6.45	0.74	2.27
膳食服务	5.15	0.16	4.24
医院安保措施	5.88	0.24	2.38
患者识别情况	4.92	0.31	1.86
医德医风	5.09	0.44	1.96
手术排期及时性	3.93	−2.01	6.27
手术方案告知	4.00	−1.15	6.32
手术预计费用告知	3.85	−2.10	5.54
麻醉方式告知	4.03	−2.19	7.05
术后镇痛风险告知	3.93	−2.79	7.22

第六章 2018—2020年患者就医"获得感"评价

2015年2月27日，习近平总书记在中央全面深化改革领导小组第十次会议中提到："把改革方案的含金量充分展示出来，让人民群众有更多获得感。"在2017年10月18日中国共产党十九大报告中，习近平总书记进一步强调："使人民获得感、幸福感、安全感更加充实、更有保障、更可持续。"

从社会心态分析的角度出发，获得感作为一种社会心理学现象，对其进行测量时也应当遵循"社会标准"，即这种参照点的选取需要存在一种"社会比较"的过程。这种比较有两个基本方向：一是纵向比较，即与过去的社会状况相比，个体对当下社会状况的感知；二是横向比较，即与其他人的比较。就患者体验测评来说，患者根据自己就医期间的主观感受，通过测评将难以用数值衡量的主观感受转化为数据，用以对比与监测，并进一步通过认同与忠诚情况具象化患者的获得感。

第一节 门诊患者就医"获得感"

门诊体现患者就医"获得感"的指标有两项，即认同度（患者自己对医院认可，愿意再次选择来院就诊或进行健康保健）和忠诚度（患者不仅自己对医院认可，还愿意推荐亲友来院就诊或进行健康保健）。

2018—2020年连续3年的监测结果显示，患者的认同度逐年下降，患者的忠诚度在2019年略微下降后于2020年又回升，但总体波动幅度较小（表6-1）。

表6-1 门诊患者就医"获得感"评价情况

评价指标	评价值/%			差值/%	
	2018年	2019年	2020年	2019年与2018年	2020年与2019年
认同度	83.63	83.23	83.00	−0.40	−0.23
忠诚度	80.44	79.67	80.49	−0.77	0.82

第二节 住院患者就医"获得感"

住院体现患者就医"获得感"的指标有两项，即认同度（患者自己对医院认可，愿意再次选择来院就诊或进行健康保健）和忠诚度（患者不仅自己对医院认可，还愿意推荐亲友来院就诊或进行健康保健）。

2018—2020年连续3年的监测结果（表6-2）显示，2019年住院患者的认同度及忠诚度较2018年分别上升1.02%和0.29%；2020年住院患者的认同度及忠诚度较2019年分别下降1.34%和0.19%。

表6-2　住院患者就医"获得感"评价情况

评价指标	评价值/%			差值/%	
	2018年	2019年	2020年	2019年与2018年	2020年与2019年
认同度	89.24	90.26	88.92	1.02	−1.34
忠诚度	88.34	88.63	88.44	0.29	−0.19

第三节　三级医院和二级医院患者就医"获得感"差异分析

三级医院与二级医院门诊患者就医"获得感"评价结果（表6-3）显示，2018年、2020年二级医院认同度水平高于三级医院，但2018—2020年忠诚度水平低于三级医院；三级医院的认同度及忠诚度在2019年上升后于2020年又回落，二级医院的认同度及忠诚度在2019年下降后于2020年又上升。

表6-3　三级医院和二级医院门诊患者就医"获得感"评价对比

医院级别	评价指标	评价值/%			差值/%	
		2018年	2019年	2020年	2019年与2018年	2020年与2019年
三级医院	认同度	83.25	83.72	82.64	0.47	−1.08
	忠诚度	80.52	81.15	80.20	0.63	−0.95
二级医院	认同度	83.43	82.08	83.30	−1.35	1.22
	忠诚度	79.80	76.46	80.00	−3.34	3.54

三级医院与二级医院住院患者就医"获得感"评价结果（表6-4）显示，三级医院认同度及忠诚度水平均高于二级医院，三级医院2019年的认同度及忠诚度较2018年上升较为显著，分别上升1.58%、1.33%，三级医院2020年的认同度及忠诚度较2019年分别下降2.13%、1.37%；二级医院的认同度及忠诚度在2019年下降后于2020年又上升。二级医院2019年的认同度及忠诚度较2018年分别下降0.32%、2.19%，2020年的认同度及忠诚度较2019年分别上升0.33%、2.18%。

表6-4　三级医院和二级医院住院患者就医"获得感"评价对比

医院级别	评价指标	评价值/%			差值/%	
		2018年	2019年	2020年	2019年与2018年	2020年与2019年
三级医院	认同度	89.68	91.26	89.13	1.58	−2.13
	忠诚度	88.94	90.27	88.90	1.33	−1.37
二级医院	认同度	88.32	88.00	88.33	−0.32	0.33
	忠诚度	87.15	84.96	87.14	−2.19	2.18

第四节　公立医院和民营医院患者就医"获得感"差异分析

公立医院与民营医院门诊患者就医"获得感"评价结果（表6-5）显示，民营医院的患者认同度及忠诚度水平（除2018年认同度外）显著高于公立医院，且民营医院的患者认同度及忠诚度逐年上升，2020年，民营医院的患者认同度较公立医院高6.33%，忠诚度较公立医院高9.22%。

表6-5　公立医院和民营医院门诊患者就医"获得感"评价对比

医院类别	评价指标	评价值/%			差值/%	
		2018年	2019年	2020年	2019年与2018年	2020年与2019年
公立医院	认同度	83.55	82.78	82.83	−0.77	0.05
	忠诚度	80.14	78.80	80.19	−1.34	1.39
民营医院	认同度	83.12	85.61	89.16	2.49	3.55
	忠诚度	80.43	84.39	89.41	3.96	5.02

公立医院与民营医院住院患者就医"获得感"评价结果（表6-6）显示，2020年，民营医院的患者认同度及忠诚度水平略高于公立医院，其中除公立医院的患者认同度在2020年略有下降外，公立医院的患者忠诚度及民营医院的患者认同度、忠诚度均逐年上升。

表6-6　公立医院和民营医院住院患者就医"获得感"评价对比

医院类别	评价指标	评价值/%			差值/%	
		2018年	2019年	2020年	2019年与2018年	2020年与2019年
公立医院	认同度	88.99	89.71	88.58	0.72	−1.13
	忠诚度	87.87	87.97	88.06	0.10	0.09
民营医院	认同度	87.41	89.41	90.46	2.00	1.05
	忠诚度	87.84	90.36	91.34	2.52	0.98

第七章　2018—2020年患者体验的关联因素分析

第一节　门诊患者体验的重点关联因素

一、门诊挂号方式

表7-1中，全国门诊就医患者挂号方式对比结果显示，窗口挂号患者明显减少，2019年较2018年下降5.50%，2020年较2019年下降19.22%。预约挂号显著增多，其中，通过网络预约和手机APP预约的占比明显上升，分别上升7.79%、10.60%。

表7-1　门诊患者挂号方式统计

挂号方式	挂号率/%			差值/%	
	2018年	2019年	2020年	2019年与2018年	2020年与2019年
医院窗口	68.95	63.45	44.23	−5.50	−19.22
医院自助	13.83	13.07	13.87	−0.76	0.80
电话预约	1.84	2.48	2.51	0.64	0.03
网络预约	7.56	7.75	15.54	0.19	7.79
手机APP预约	7.82	13.25	23.85	5.43	10.60

根据国家对门诊预约挂号方式的相关政策要求，各医院在疫情常态化防控下，进一步建立完善预约诊疗制度。三级医院与二级医院挂号方式对比结果（表7-2）显示，三级医院与二级医院窗口挂号占比2018年较2020年分别下降25.91%和13.30%。预约挂号占比均有不同程度的上升，其中三级医院预约挂号推行效果明显，手机APP预约挂号患者占比上升17.94%，网络预约挂号占比上升8.87%。

表7-2　三级医院与二级医院门诊患者挂号方式统计

挂号方式	三级医院人数占比/%			二级医院人数占比/%		
	2018年	2020年	差值（2020年与2018年）	2018年	2020年	差值（2020年与2018年）
医院窗口	63.65	37.74	−25.91	90.40	77.10	−13.30
医院自助	16.06	14.43	−1.63	4.88	13.95	9.07
电话预约	2.14	2.87	0.73	0.43	0.50	0.07
网络预约	9.14	18.01	8.87	1.18	2.11	0.93
手机APP预约	9.01	26.95	17.94	3.11	6.34	3.23

二、门诊医生接诊时长

全国门诊医生接诊时长对比结果显示，医生接诊时长集中在8分钟以上，占比60.00%左右，2018—2020年，医生接诊时长8分钟以下占比呈逐年上升趋势（表7-3）。

表7-3　门诊医生接诊时长统计

接诊时长/分钟	人数占比/%			占比差值/%	
	2018年	2019年	2020年	2019年与2018年	2020年与2019年
>10	26.73	23.83	22.26	−2.90	−1.57
8~10	37.24	36.17	35.39	−1.07	−0.78
5~8	17.23	18.30	21.82	1.07	3.52
3~5	12.48	14.57	14.25	2.09	−0.32
<3	6.32	7.13	6.28	0.81	−0.85

进一步分析三级医院与二级医院门诊医生接诊时长变化情况显示，三级医院与二级医院门诊医生接诊时长8分钟以上占比均有下降，其中，三级医院门诊医生接诊时长8分钟以上占比下降5.61%，二级医院门诊医生接诊时长8分钟以上占比下降7.13%（表7-4）。

表7-4　三级医院与二级医院门诊医生接诊时长统计

接诊时长/分钟	三级医院人数占比/%			二级医院人数占比/%		
	2018年	2020年	差值（2020年与2018年）	2018年	2020年	差值（2020年与2018年）
>10	25.68	21.86	−3.82	30.72	24.01	−6.71
8~10	36.54	34.75	−1.79	40.30	39.88	−0.42
5~8	17.64	22.41	4.77	15.66	18.64	2.98
3~5	13.25	14.53	1.28	9.44	12.41	2.97
<3	6.89	6.45	−0.44	3.88	5.06	1.18

三、门诊患者隐私保护

2018—2020年门诊患者隐私保护满意率分别为84.70%、84.66%和83.27%，2019年与2018年差值为−0.04%，2020年与2019年差值为−1.39%。历史对比结果显示：门诊患者隐私保护满意率逐年下降，2020年患者满意率最低。

进一步分析，三级医院与二级医院患者隐私保护变化情况，结果显示，2020年三级医院、二级医院门诊患者隐私保护满意率呈持续下降趋势，2020年门诊患者隐私保护满意率较2019年分别下降1.48%、1.16%（表7-5）。

表7-5　三级医院与二级医院门诊患者隐私保护满意率/%

医院等级	患者隐私保护满意率/%			满意率差值/%	
	2018年	2019年	2020年	2019年与2018年	2020年与2019年
三级医院	84.17	84.64	83.16	0.47	−1.48
二级医院	86.68	84.65	83.49	−2.03	−1.16

四、门诊用药指导

2018—2020年全国门诊用药指导满意率分别为77.94%、75.97%和76.46%，2019年满意率较2018年下降1.97%，2020年满意率较2019年上升0.49%。对比结果显示，门诊用药指导还有待提升，患者满意率均在80.00%以下。

进一步分析三级医院与二级医院用药指导变化情况，结果显示，三级医院门诊用药指导满意率呈不断下降趋势，且三级医院门诊用药指导满意率明显低于二级医院（表7-6）。

表7-6　三级医院与二级医院门诊用药指导满意率

医院等级	门诊用药指导满意率/%			满意率差值/%	
	2018年	2019年	2020年	2019年与2018年	2020年与2019年
三级医院	76.73	74.92	73.43	−1.81	−1.49
二级医院	85.94	81.94	83.91	−4.00	1.97

五、门诊放射检查出报告时间

2018—2020年全国门诊放射检查出报告时间满意率分别为71.49%、70.86%和70.94%。2019年满意率较2018年下降0.63%；2020年门诊患者放射检查出报告时间患者满意率较2019年上升0.08%，但患者满意率仍处于较低水平，需重点关注。

进一步分析三级医院与二级医院放射检查出报告时间满意率变化情况（表7-7），门诊患者放射检查出报告时间满意率整体处于较低水平；二级医院放射检查出报告时间满意率虽略高于三级医院，但有逐年下降趋势。

表7-7　三级医院与二级医院门诊放射检查出报告时间满意率情况

医院等级	出报告时间满意率/%			满意率差值/%	
	2018年	2019年	2020年	2019年与2018年	2020年与2019年
三级医院	70.51	70.51	70.79	0.00	0.28
二级医院	75.52	72.58	70.84	−2.94	−1.74

第二节 住院患者体验的重点关联因素

一、住院医生有效查房

全国住院医生有效查房对比结果（表7-8）显示，2018—2019年，住院医生有效查房（每天2次及以上）占比较为稳定，在76.00%左右；2020年较2019年，住院医生有效查房（每天2次及以上）下降4.19%。

表7-8　住院医生有效查房统计

查房频次	有效查房率/%			有效查房率差值/%	
	2018年	2019年	2020年	2019年与2018年	2020年与2019年
每天多次	43.27	45.79	45.92	2.52	0.13
每天2次	32.99	30.13	25.81	−2.86	−4.32
每天1次	21.78	22.46	27.17	0.68	4.71
隔天1次	1.37	1.10	0.75	−0.27	−0.35
很少查房	0.59	0.52	0.35	−0.07	−0.16

进一步分析三级医院与二级医院医生有效查房变化情况，三级医院住院医生有效查房达标率（每天2次及以上）下降4.97%，二级医院住院医生有效查房达标率（每天2次及以上）下降0.32%，结果见表7-9。

表7-9　三级医院与二级医院住院医生有效查房统计

查房频次	三级医院人数占比/%			二级医院人数占比/%		
	2018年	2020年	差值（2020年与2018年）	2018年	2020年	差值（2020年与2018年）
每天多次	43.53	46.08	2.55	41.86	44.65	2.79
每天2次	32.42	24.90	−7.52	36.03	32.92	−3.11
每天1次	22.02	27.90	5.88	20.53	21.55	1.02
隔天1次	1.44	0.77	−0.67	1.06	0.63	−0.43
很少查房	0.59	0.35	−0.24	0.52	0.25	−0.27

二、医患有效沟通

2018—2020年全国医患有效沟通患者满意率分别为92.09%、92.80%和91.25%，2019年满意率较2018年上升0.71%，2020年满意率较2019年下降1.55%。对比结果显示，医患有效沟通患者满意率整体处于较高水平，患者满意率均高于91.00%。

进一步分析三级医院与二级医院医患有效沟通变化情况，三级医院及二级医院医患有效沟通满意率没有明显差异，患者满意率均高于91.00%，结果见表7-10。

表7-10 三级医院与二级医院医患有效沟通满意率情况

医院等级	医患有效沟通满意率/%			满意率差值/%	
	2018年	2019年	2020年	2019年与2018年	2020年与2019年
三级医院	91.85	92.98	91.27	1.13	−1.71
二级医院	93.35	91.76	91.24	−1.59	−0.52

三、风险及知情同意告知

全国住院患者风险及知情同意告知对比结果（表7-11）显示，2019年风险及知情同意告知相关指标患者满意率均有上升；2020年较2019年，风险及知情同意告知相关指标患者满意率均有下降。在风险及知情同意相关指标中，患者对费用查询方式的满意率相对较低。

表7-11 风险及知情同意告知满意率情况

关联因素	满意率/%			满意率差值/%	
	2018年	2019年	2020年	2019年与2018年	2020年与2019年
书面知情同意书签署	91.23	92.32	91.05	1.09	−1.27
手术方案告知	92.26	93.25	91.70	0.99	−1.55
术后镇痛风险告知	90.35	92.03	90.51	1.68	−1.52
费用查询方式	86.66	87.76	85.67	1.10	−2.09
手术预计费用告知	89.05	90.93	89.24	1.88	−1.69

进一步分析三级医院与二级医院风险及知情同意告知变化情况（表7-12）可知，与2018年相比，2020年三级医院风险及知情同意相关指标患者满意率均略有下降；二级医院患者满意率上升的指标是手术方案及风险告知、术后镇痛风险告知、手术预计费用告知。

表7-12 三级医院与二级医院风险及知情同意告知统计

关联因素	三级医院满意率/%			二级医院满意率/%		
	2018年	2020年	差值（2020年与2018年）	2018年	2020年	差值（2020年与2018年）
书面知情同意书签署	91.28	91.19	−0.09	90.86	89.80	−1.06
手术方案及风险告知	92.47	91.79	−0.68	90.76	91.00	0.24
术后镇痛风险告知	90.65	90.58	−0.07	88.35	89.86	1.51
费用查询方式	86.23	85.66	−0.57	88.90	86.28	−2.62
手术预计费用告知	89.36	89.35	−0.01	86.82	88.55	1.73

四、住院患者隐私保护

2018—2020年全国医院住院患者隐私保护满意率分别为92.81%、93.63%和92.24%，2019年隐私保护满意率较2018年上升0.82%，2020年隐私保护满意率较2019年下降1.39%。对比结果显示，住院患者隐私保护满意率整体处于较高水平，满意率均高于92.00%。

进一步分析三级医院与二级医院患者隐私保护满意率变化情况（表7-13）显示，2020年三级医院与二级医院住院患者隐私保护满意率无明显差异。

表7-13　三级医院与二级医院住院患者隐私保护满意率情况

医院等级	患者隐私保护满意率/%			满意率差值/%	
	2018年	2019年	2020年	2019年与2018年	2020年与2019年
三级医院	92.59	94.05	92.35	1.46	−1.70
二级医院	93.94	91.26	91.45	−2.68	0.19

五、静脉一次性穿刺成功率

2018—2020年静脉一次性穿刺成功率分别为94.17%、95.05%和96.33%，2019年一次性穿刺成功率较2018年上升0.88%，2020年一次性穿刺成功率较2019年上升1.28%。对比结果显示，静脉一次性穿刺成功率处于较高水平，均高于94.00%，且呈逐年上升趋势。

进一步分析三级医院与二级医院静脉一次性穿刺成功率变化情况（表7-14），三级医院与二级医院静脉一次性穿刺成功率均呈上升趋势，2020年静脉一次性穿刺成功率均高于96.00%。

表7-14　三级医院与二级医院静脉一次性穿刺成功率情况

医院等级	静脉一次性穿刺成功率/%			成功率差值/%	
	2018年	2019年	2020年	2019年与2018年	2020年与2019年
三级医院	94.13	94.89	96.25	0.76	1.36
二级医院	94.45	96.02	96.88	1.57	0.86

六、患者身份识别

2018—2020年全国医院患者身份识别满意率分别为92.92%、93.49%和92.01%。对比结果显示，2018—2019年患者身份识别满意率上升0.57%，2020年略有下降。

进一步分析三级医院与二级医院患者身份识别满意率变化情况（表7-15），三级医院患者身份识别满意率保持在92.00%~94.00%；二级医院患者身份识别满意率呈下降趋势，但整体保持在91.00%以上。

表7-15　三级医院与二级医院患者身份识别满意率情况

医院等级	患者身份识别满意率/%			满意率差值/%	
	2018年	2019年	2020年	2019年与2018年	2020年与2019年
三级医院	92.76	93.84	92.15	1.08	−1.69
二级医院	93.75	91.52	91.09	−2.23	−0.43

七、护理健康教育

2018—2020年全国医院护理健康教育满意率分别为90.83%、91.43%和89.94%。对比显示，2019年较2018年护理健康教育满意率上升0.60%，2020年有所下降，满意率为89.94%，较2019年下降1.49%。

进一步分析三级医院与二级医院护理健康教育满意率变化情况（表7-16）显示，2019年三级医院护理健康教育满意率最高，为91.87%；二级医院护理健康教育满意率波动区间为88.00%~92.00%。

表7-16　三级医院与二级医院护理健康教育满意率情况

医院等级	护理健康教育满意率/%			满意率差值/%	
	2018年	2019年	2020年	2019年与2018年	2020年与2019年
三级医院	90.63	91.87	89.98	1.24	−1.89
二级医院	91.88	88.92	89.94	−2.96	1.02

八、住院患者用药指导

2018—2020年全国医院住院患者用药指导满意率分别为93.17%、92.85%和91.27%，2019年住院患者用药指导满意率较2018年下降0.32%，2020年住院患者用药指导满意率较2019年下降1.58%。

进一步分析三级医院与二级医院住院患者用药指导满意率变化情况（表7-17）显示，三级医院住院患者用药指导满意率较好，患者满意率均高于91.00%，二级医院住院患者用药指导满意率连续下降，2020年满意率为88.94%。

表7-17　三级医院与二级医院住院患者用药指导满意率情况

医院等级	住院患者用药指导满意率/%			满意率差值/%	
	2018年	2019年	2020年	2019年与2018年	2020年与2019年
三级医院	92.98	93.22	91.62	0.24	−1.60
二级医院	94.17	90.74	88.94	−3.43	−1.80

九、住院患者放射检查出报告时间

2018—2020年全国住院患者放射检查出报告时间满意率分别为88.78%、89.11%和88.68%，2019年住院患者放射检查出报告时间满意率较2018年上升0.33%，2020年住院患者放射检查出报告时间满意率较2019年下降0.43%。

进一步分析三级医院与二级医院住院患者放射检查出报告时间满意率变化情况（表7-18）显示，三级医院住院患者放射检查出报告时间整体满意率呈上升趋势，二级医院患者满意率有所下降，2020年患者满意率为85.85%，较2019年下降1.08%。

表7-18　三级医院与二级医院住院患者放射检查出报告时间满意率情况

医院等级	住院患者放射检查出报告时间满意率/%			满意率差值/%	
	2018年	2019年	2020年	2019年与2018年	2020年与2019年
三级医院	88.55	89.46	89.04	0.91	−0.42
二级医院	90.02	86.93	85.85	−3.09	−1.08

第八章　基于神经网络模型的患者体验影响因素分析

本章使用人工神经网络算法对国家医患体验研究基地2018—2020年调查的患者就医体验数据进行满意率、忠诚度和认同度的影响因素研究，由重庆至道科技股份有限公司提供技术支持。

对于门诊患者，影响就医体验的因素为候诊时长、病情及治疗方案告知、检诊细致程度；影响忠诚度、认同度的因素为候诊时长、病情及治疗方案告知、候诊秩序和就诊环境。

对未接受手术的住院患者的满意率、忠诚度、认同度影响最大的因素为主治医生查房频次、书面知情同意书签署、医生查房细致程度。对手术患者的满意率、认同度影响最大的因素是护士服务态度、首诊及时性、患者隐私保护；对忠诚度影响最大的因素是护士服务态度、患者隐私保护、首诊及时性。

第一节　分析方法概述

人工神经网络（artificial neural network，ANN）是一种运算模型，它对一组输入信号和一组输出信号之间的关系进行建模，这种关系由大量的节点或称人工神经元之间相互连接构成。从广义上来说，人工神经网络是可应用于分类、数值预测，甚至无监督的模式识别等几乎所有学习任务的多功能学习方法。

神经网络中的每个节点代表一种特定的输出函数，称为激活函数，它将所有连接到该节点的神经元的所有输入信号转换成单一的输出信号，以便进一步在网络上传播。其中，神经元的输入信号会根据其重要性被加权。网络拓扑即描述了模型中这些节点和神经元的数量、层数和它们连接的方式。而针对如何设置输入信号的权重，以抑制或者增加神经元在输入信号中的比重，则是通过特定的训练算法实现。

神经网络中最常用的激活函数是S形激活函数，其计算见公式（8-1）：

$$f(x) = \frac{1}{1+e^{-x}} \tag{8-1}$$

其输出信号的取值范围是（0，1）。在此激活函数的情况下，对于一个小于−5或者大于＋5的输入信号，其输出信号始终为0或者1。这也就意味着输入值被压缩到一个很小的输出范围。为了解决这个问题，需要将神经网络的所有输入进行转换，使其特征值在0附近的小范围内，通常可以利用标准化来完成该操作。

神经网络的学习能力来源于它的网络拓扑，包括三个关键特征：层的数目，网络中的信息是否允许向后传播，每一层内的节点数。

单层网络只有一组连接权重，可以用于基本的模式识别。多层网络则应用于我们绝大部分机器学习任务中，其添加了一个或者更多的隐藏层，在信号到达输出节点之前处理来自输入节点的信号。

如果网络中的输入信号只在一个方向上向后传输，称为前馈网络。而递归网络则允许信号使用循环在两个方向上传播，像股市预测、语言理解和天气预报等都可应用这种网络拓扑。

在神经网络中，输入节点的个数是由输入数据的变量数预先确定的，输出节点的个数也是由研究想要的建模结果预先确定的，而隐藏节点的个数必须由研究者设定，但是并没有标准的规则来参考。合适的隐藏节点个数取决于输入节点的个数、训练数据的数量、噪声数据的数量及很多其他因素之间的关系。一般来说，较多数量的隐藏节点能够进行更复杂问题的机器学习，反映训练数据更加严格的模型，也会有更大的过拟合的风险。

本研究采用的神经网络模型为误差逆传播（Back Propagation，BP）神经网络，是一种向后传播误差的多层前馈网络。它的学习规则是使用梯度下降法，通过后向传播不断调整网络的权值和阈值，使网络的误差平方和最小。其中包括两个过程：信号的前向传播和误差的后向传播。前向传播时，输入信号作用于输出节点，产生输出信号。如果实际输出与期望输出不相符，则转入误差的后向传播过程。误差的后向传播是将输出误差通过隐含层向输入层逐层反传，并将误差分摊给各层所有连接，从各层获得的误差信号即为调整各节点间权重的依据。通过调整各节点间的连接权重及阈值，使误差沿梯度方向下降，经过反复学习训练，确定与最小误差相对应的权重和阈值，训练停止。在这个过程中，后向传播算法利用每个节点的激活函数的导数来计算每个输入权重方向上的梯度，因此，激活函数必须是可微的。

当使用BP神经网络进行影响因素的分析时，可以使用平均影响值算法（Mean Impact Value，MIV）进行输入节点对输出节点的影响大小的排序。该算法的计算过程如下。

（1）在神经网络的训练完成后。将训练样本中的每个输入节点变量分别加减10%，得到新的训练样本A1和A2。

（2）利用已经训练好的神经网络对A1、A2的输出节点变量进行预测，得到对应的预测结果B1、B2，B1与B2的差值即为改变该输入节点变量后对输出产生的影响值。

（3）将上述中得到MIV按样本个数求平均数，即得到该变量对应的MIV值。对所有输入节点变量的MIV值进行排序，MIV最大的变量即为对输出节点变量影响最大的变量。

本研究针对门诊患者就医体验的数据使用BP神经网络进行满意率、忠诚度和认同度的影响因素的探索，基本参数为31个输入节点、3个输出节点、1个隐藏层和3个隐藏层节点，阈值为0.01，最大步数109，误差函数为误差平方和，激活函数为S形激活函数。31个输入节点数据为变量b_1～b_{31}标准化后数据，3个输出节点数据为变量c_1～c_3标准化后数据。

对于未接受手术的住院患者就医体验的数据同样进行了满意率、忠诚度和认同度的影响因素的探索，基本参数为38个输入节点、3个输出节点、1个隐藏层和3个隐藏层节点，阈值为0.01，最大步数109，误差函数为误差平方和，激活函数为S形激活函数。38个输入节点数据为变量b_1～b_{38}标准化后数据，3个输出节点数据为变量c_1～c_3标准化后数据。

对于接受手术的住院患者就医体验的数据进行BP神经网络分析，基本参数为43个输入节点、3个输出节点、1个隐藏层和4个隐藏层节点，阈值为0.01，最大步数109，误差函数为误差平方和，激活函数为S形激活函数。43个输入节点数据为变量b_1～b_{43}标准化后数据，3个输出节点数据为变量c_1～c_3标准化后数据。

第二节　门诊患者满意率、忠诚度和认同度的影响因素

本节对共计99 802名患者的门诊就医体验数据使用BP神经网络进行满意率、忠诚度和认同度的影响因素分析，将包括99 802名患者的就医体验数据集，随机分成包括74 852名患者数据的训练数据集以及包括24 950名患者数据的测试数据集。

神经网络的基本参数为31个输入节点、3个输出节点、1个隐藏层和3个隐藏层节点，阈值为0.01，最大步数109，误差函数为误差平方和，激活函数为S形激活函数。31个输入节点数据为变量b_1～b_{31}标准化后数据，3个输出节点数据为变量c_1～c_3标准化后数据。其网络拓扑结构见图8-1。该神经网络的误差平方和为1471.2，训练步数为26 171 639步，输入节点对隐藏层的权重见表8-1。使用测试数据集对c_1～c_3的预测值和真实值进行比较，其相关系数分别为0.820、0.774和0.776。

由表8-2可知，对c_1（满意率）影响较大的输入变量前三位为b_6、b_{11}和b_{10}，即候诊时长、病情及治疗方案告知、检诊细致程度；对c_2（认同度）影响较大的输入变量前三位为b_6、b_{11}和b_5，即候诊时长、病情及治疗方案告知、候诊秩序和就诊环境；对c_3（忠诚度）影响较大的输入变量前三位为b_6、b_{11}和b_5，即候诊时长、病情及治疗方案告知、候诊秩序和就诊环境。

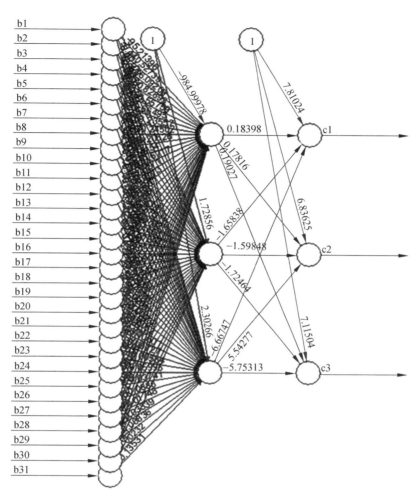

图8-1　门诊患者就医体验数据神经网络拓扑图

表8-1　门诊患者就医体验数据神经网络输入节点到隐藏层的权重

变量	第1个隐藏层	第2个隐藏层	第3个隐藏层
截距	−984.99	2.30	1.72
b1	−95.21	−0.02	0.00
b2	440.52	−0.01	0.04
b3	−516.09	−0.01	−0.12
b4	560.82	−0.02	0.08
b5	466.55	−0.04	−0.12
b6	99.66	−0.04	0.04
b7	269.23	0.00	0.06
b8	−330.24	−0.01	0.02
b9	281.20	−0.10	0.28

续表

变量	第1个隐藏层	第2个隐藏层	第3个隐藏层
b10	0.33	−0.05	0.09
b11	7019.67	−0.12	188.92
b12	−312.62	−0.04	0.21
b13	−356.84	0.00	−0.08
b14	−71.12	0.00	0.04
b15	322.63	0.00	0.07
b16	−123.39	0.00	−0.05
b17	454.67	0.00	−0.07
b18	14.34	0.00	0.05
b19	−35.46	0.00	−0.06
b20	−147.97	0.00	0.03
b21	53.50	0.00	0.14
b22	−290.67	0.00	−0.05
b23	−167.05	0.00	−0.07
b24	3614.20	−0.05	−0.84
b25	266.67	−0.03	0.05
b26	660.38	−0.08	0.03
b27	151.11	−0.01	0.01
b28	574.45	−0.03	0.05
b29	6.26	0.00	−0.01
b30	274.53	0.00	−0.02
b31	902.05	−0.13	0.13

表8-2　门诊患者就医体验数据神经网络输入节点对输出节点的MIV值

变量	c1	c2	c3
b1	0.0032	0.0023	0.0024
b2	0.0017	0.0013	0.0013
b3	0.0032	0.0041	0.0043
b4	−0.0002	0.0015	0.0016
b5	0.0017	0.0065	0.0065
b6	0.0164	0.0198	0.0201
b7	0.0002	−0.0026	−0.0025
b8	0.0001	0.0006	0.0006
b9	−0.0009	−0.0003	−0.0003
b10	0.0061	0.0026	0.0027

续表

变量	c1	c2	c3
b11	0.0115	0.0081	0.0083
b12	0.0000	0.0011	0.0011
b13	0.0009	0.0008	0.0007
b14	0.0013	−0.0021	−0.0021
b15	0.0007	0.0015	0.0016
b16	0.0004	0.0008	0.0008
b17	0.0022	0.0046	0.0045
b18	0.0027	0.0015	0.0015
b19	0.0008	−0.0005	−0.0005
b20	0.0017	0.0005	0.0005
b21	0.0005	0.0016	0.0016
b22	0.0008	0.0034	0.0034
b23	0.0029	0.0023	0.0025
b24	0.0005	−0.0006	−0.0006
b25	0.0013	0.0044	0.0045
b26	0.0002	−0.0005	−0.0003
b27	−0.0009	0.0028	0.0028
b28	0.0026	0.0003	0.0003
b29	0.0012	0.0018	0.0017
b30	−0.0003	0.0006	0.0005
b31	0.0035	0.0011	0.0011

第三节　未接受手术的住院患者满意率、忠诚度和认同度的影响因素

　　本节对未接受手术的170 995名住院患者就医体验数据使用BP神经网络进行分析，将包括170 995名患者就医体验数据集随机分成包括128 246名患者数据的训练数据集以及包括42 749名患者数据的测试数据集。

　　神经网络的基本参数为38个输入节点、3个输出节点、1个隐藏层和3个隐藏层节点，阈值为0.01，最大步数109，误差函数为误差平方和，激活函数为S形激活函数。38个输入节点数据为变量b1～b38标准化后数据，3个输出节点数据为变量c1～c3标准化后数据。

　　其网络拓扑结构见图8-2。该神经网络的误差平方和为2419.33，训练步数为8 240 968步，输入节点对隐藏层的权重见表8-3。使用测试数据集对c1～c3的预测值和真实值进行比较，其相关系数分别为0.637、0.540和0.548。

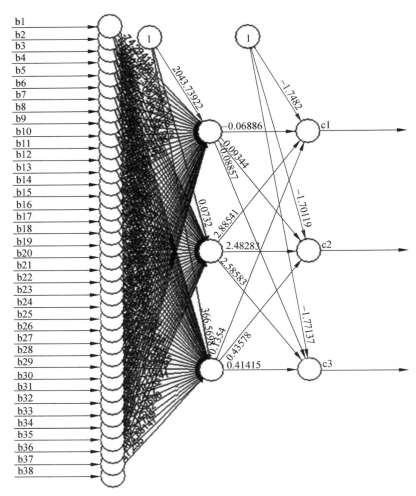

图8-2　未接受手术的住院患者就医体验数据神经网络拓扑图

表 8-3　未接受手术的住院患者满意率数据神经网络输入节点到隐藏层的权重

变量	第1个隐藏层	第2个隐藏层	第3个隐藏层
截距	2043.74	0.07	366.57
b1	−74.29	0.03	−153.14
b2	447.03	0.09	28.42
b3	99.46	0.05	7.51
b4	−299.40	0.02	38.77
b5	355.09	0.08	−12.23
b6	−175.53	0.01	−82.29
b7	144.78	0.01	121.79
b8	−197.72	0.01	−175.75
b9	−70.26	0.03	28.25

续表

变量	第1个隐藏层	第2个隐藏层	第3个隐藏层
b10	47.16	0.07	−8.44
b11	−142	−0.01	−96.71
b12	185.39	−0.04	32.29
b13	11.28	0.02	−25.19
b14	−405.67	0.08	−27.27
b15	−47.88	0.14	72.87
b16	−4.96	−0.03	11.17
b17	257.49	−0.05	67.15
b18	14.26	0.00	−22.95
b19	−115.95	0.00	−38.18
b20	−86.27	0.05	13.44
b21	53.8	0.01	0.44
b22	109.61	−0.01	−4.97
b23	−255.33	−0.03	−24.48
b24	−168.97	0.02	2.12
b25	30.87	0.02	−23.87
b26	127.72	0.02	2.64
b27	88.7	0.07	82.02
b28	316.59	0.05	−80.27
b29	−188.04	0.28	93.39
b30	−147.88	0.06	21.12
b31	−138.1	0.14	−35.12
b32	−397.34	−0.02	−4.9
b33	−78.13	0.07	75.14
b34	−154.43	0.07	−56.64
b35	−164.19	0.09	92.13
b36	217.53	0.14	−12.38
b37	−543.12	0.12	−104.88
B38	−910.00	0.52	−47.26

　　由表8-4可知，对c1（满意率）影响较大的输入变量前三位为b6、b11和b5，即主治医生查房频次、书面知情同意书签署、医生查房细致程度；对c2（认同度）影响较大的输入变量前三位为b6、b11和b5，即主治医生查房频次、书面知情同意书签署、医生查房细致程度；对c3（忠诚度）影响较大的输入变量前三位为b6、b11和b5，即主治医生查房频次、书面知情同意书签署、医生查房细致程度。

表8-4　未接受手术的住院患者就医体验数据神经网络输入节点对输出节点的MIV值

变量	c1	c2	c3
b1	0.0025	0.0023	0.0024
b2	0.0011	0.0013	0.0013
b3	0.0046	0.0041	0.0043
b4	0.0019	0.0015	0.0016
b5	0.0061	0.0065	0.0065
b6	0.0205	0.0198	0.0201
b7	−0.0024	−0.0026	−0.0025
b8	0.0005	0.0006	0.0006
b9	−0.0001	−0.0003	−0.0003
b10	0.0026	0.0026	0.0027
b11	0.0089	0.0081	0.0083
b12	0.0012	0.0011	0.0011
b13	0.0003	0.0008	0.0007
b14	−0.002	−0.0021	−0.0021
b15	0.0018	0.0015	0.0016
b16	0.0011	0.0008	0.0008
b17	0.0043	0.0046	0.0045
b18	0.0013	0.0015	0.0015
b19	−0.0003	−0.0005	−0.0005
b20	0.0006	0.0005	0.0005
b21	0.0017	0.0016	0.0016
b22	0.0034	0.0034	0.0034
b23	0.0032	0.0023	0.0025
b24	−0.0007	−0.0006	−0.0006
b25	0.0048	0.0044	0.0045
b26	0.0002	−0.0005	−0.0003
b27	0.0029	0.0028	0.0028
b28	0.0004	0.0003	0.0003
b29	0.0011	0.0018	0.0017
b30	0.0004	0.0006	0.0005
b31	0.0010	0.0011	0.0011
b32	0.0010	0.0001	0.0003
b33	0.0001	0.0000	0.0000
b34	0.0019	0.0023	0.0022
b35	0.0009	0.0001	0.0003
b36	−0.0002	−0.0002	−0.0002
b37	0.0011	0.0011	0.0011
B38	−0.0009	−0.0010	−0.0010

第四节 手术患者满意率、忠诚度和认同度的影响因素

本节对接受手术的58 220名住院患者就医体验评价数据使用BP神经网络进行研究，将包括58 220名患者的就医体验数据集随机分成包括43 665名患者数据的训练数据集以及包括14 555名患者数据的测试数据集。

神经网络的基本参数为：43个输入节点、3个输出节点、1个隐藏层和4个隐藏层节点，阈值为0.01，最大步数109，误差函数为误差平方和，激活函数为S形激活函数。43个输入节点数据为变量b1～b43标准化后数据，3个输出节点数据为变量c1～c3标准化后数据。其网络拓扑结构见图8-3。该神经网络的误差平方和为909.7，训练步数为905 100步，输入节点对隐藏层的权重见表8-5。使用测试数据集对c1～c3的预测

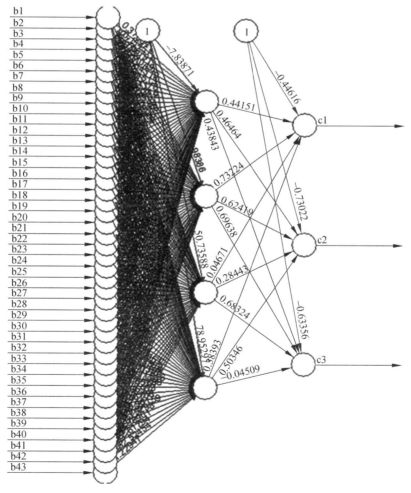

图8-3　接受手术的住院患者就医体验数据神经网络拓扑图

值和真实值进行比较，其相关系数分别为0.755、0.662和0.709。

表8-5　接受手术的住院患者就医体验数据神经网络输入节点到隐藏层的权重

变量	第1个隐藏层	第2个隐藏层	第3个隐藏层	第4个隐藏层
截距	−7.84	−2.98	50.74	78.95
b1	0.38	−0.12	−1.84	−6.02
b2	0.15	0.26	29.13	17.87
b3	0.07	0.26	−16.78	−19.61
b4	0.11	0.14	1.85	25.32
b5	−0.04	0.22	9.72	−3.87
b6	0.22	−0.04	−14.71	−5.03
b7	0.01	0.23	27.98	42.47
b8	0.03	−0.20	−27.85	−64.24
b9	0.21	0.19	4.69	−5.08
b10	0.22	0.16	−18.01	−1.03
b11	−0.2	0.01	−9.13	−6.53
b12	−0.12	−0.15	21.67	25.66
b13	−0.15	0.53	−15.71	−25.12
b14	0.26	0.41	21.44	40.66
b15	−0.01	0.93	1.66	−0.66
b16	−0.01	−0.18	−3.51	−21.86
b17	0.02	0.18	−6.21	22.79
b18	0.19	−0.38	−15.71	−33.84
b19	−0.02	−0.05	−0.38	10.11
b20	0.22	0.14	9.97	24.83
b21	0.00	0.18	−9.02	−3.85
b22	0.10	−0.12	4.76	7.11
b23	0.18	−0.30	−16.78	−37.85
b24	−0.16	0.16	−15.74	−29.89
b25	0.17	−0.59	−9.14	−2.89
b26	0.00	0.00	30.00	50.97
b27	0.15	0.07	27.09	20.29
b28	0.15	−0.03	−8.66	−2.78
b29	0.28	1.58	4.13	5.23
b30	0.16	0.47	14.22	9.63
b31	0.29	0.68	−15.00	−22.49
b32	0.49	0.01	−12.52	−12.13
b33	0.29	0.04	16.50	27.81
b34	0.28	0.20	−26.65	−43.72

变量	第1个隐藏层	第2个隐藏层	第3个隐藏层	第4个隐藏层
b35	0.20	0.04	28.29	47.56
b36	0.18	0.60	12.11	6.67
b37	0.32	−0.10	0.74	5.47
b38	0.35	0.89	−11.19	−10.96
b39	0.64	0.40	3.35	−8.79
b40	0.38	0.34	5.00	−2.99
b41	0.53	0.01	11.77	22.62
b42	0.82	0.14	−36.46	−52.52
b43	1.15	0.49	−1.13	1.23

由表8-6可知，对c1（满意率）影响较大的输入变量前三位为b28、b3和b12，即护士服务态度、首诊及时性、患者隐私保护；对c2（认同度）影响最大的输入变量前三位为b28、b3和b12，即护士服务态度、首诊及时性、患者隐私保护；对c3（忠诚度）影响最大的输入变量前三位为b28、b12和b3，即护士服务态度、患者隐私保护、首诊及时性。

表8-6　接受手术的住院患者就医体验数据神经网络输入节点对输出节点的MIV值

变量	c1	c2	c3
b1	0.0031	0.0024	0.0016
b2	0.0007	0.0013	0.0022
b3	0.0084	0.0085	0.0085
b4	0.0004	0.0003	0.0001
b5	−0.0005	−0.0014	−0.0028
b6	0.0037	0.0039	0.0044
b7	−0.0015	−0.0015	−0.0016
b8	−0.0044	−0.0058	−0.0076
b9	−0.0065	−0.0062	−0.0054
b10	−0.0025	−0.0022	−0.0020
b11	0.0041	0.0032	0.0018
b12	0.0077	0.0082	0.0091
b13	0.0038	0.0036	0.0035
b14	0.0059	0.0056	0.0040
b15	0.0035	0.0032	0.0027
b16	0.0038	0.0038	0.0036
b17	−0.0009	−0.0007	−0.0005
b18	0.0006	−0.0001	−0.0015

续表

变量	c1	c2	c3
b19	0.0069	0.0066	0.0063
b20	0.0027	0.0029	0.0027
b21	0.0065	0.0060	0.0051
b22	0.0011	0.0015	0.0022
b23	0.0030	0.0027	0.0025
b24	−0.0063	−0.0074	−0.0091
b25	−0.0013	−0.0009	0.0000
b26	0.0052	0.0048	0.0037
b27	−0.0043	−0.0042	−0.0037
b28	0.0113	0.0112	0.0106
b29	−0.0007	−0.0006	−0.0004
b30	−0.0059	−0.0055	−0.0046
b31	0.0056	0.0048	0.0029
b32	0.0014	0.0014	0.0015
b33	−0.0057	−0.0056	−0.0053
b34	0.0057	0.0059	0.0061
b35	0.0009	0.0012	0.0016
b36	0.0031	0.0030	0.0030
b37	−0.0005	−0.0004	0.0001
b38	0.0020	0.0025	0.0034
b39	0.0039	0.0034	0.0026
b40	0.0030	0.0032	0.0039
b41	0.0040	0.0033	0.0022
b42	−0.0029	−0.0029	−0.0028
b43	0.0070	0.0068	0.0065

第九章 患者体验提升与改进的经验与案例

第一节 北京大学人民医院：基于HFMEA工具的医院公共区域公用设施患者安全流程再造

（一）案例背景

北京大学人民医院创建于1918年，是中国人自行筹资建设和管理的第一家综合性西医医院，最初命名为"北京中央医院"，中国现代医学先驱伍连德博士任首任院长。经过一个多世纪的发展，现已成为集医疗、教学、科研为一体的现代化综合性三级甲等医院，是国家卫生健康委员会委管医院，北京大学附属医院。

随着医院就诊量递增，医院基础设施、设备逐年老化，公共区域公用设施成为患者候诊及就医的安全薄弱环节。医院以一例不良事件为切入点，借助医疗失效模式与效应分析（Healthcare Failure Mode and Effects Analysis，HFMEA）工具找出管理盲点，通过流程再造，建立医院公共区域风险管理模型。医院不良事件报告系统接获匿名事件，述孕妇陈某来院复查，等待期间因候诊椅垫圈缺如导致患者重心偏移，跌落在地。医院迅速启动内部响应机制，协助患者做B超、胎心监测等相关检查，最终在胎儿无恙的前提下办结该不良事件。在后续质控追溯中发现，医院公共区域的患者安全管理存在真空地带，缺乏规范的规章制度及有效的内部监管机制。院领导高度重视，将该问题确定为"对患者影响较大的高风险隐患"，决定由门诊部牵头，进行多部门流程再造。

（二）具体做法

1. 组建团队，选择合适的质量管理工具

根据医院实际情况，门诊部联合护理部、总务处、保卫处、爱玛客患者服务中心四部门组成管理小组，正式启动医院公共区域患者安全项目。经讨论，小组决定采取HFMEA开展工作。HFMEA在患者安全风险事件发生前对其进行预测评估，以有效降低患者安全事件的发生。

2. 头脑风暴，评定RPN风险分析

小组成员通过绘制现状流程图，找出每一个步骤所有可能的失效模式，评估失效模式的严重度和发生率，计算危害性指数（Risk Priority Number，RPN）。RPN是一种常用的计算风险优先指数，其计算公式为RPN＝发生率×严重度，其中发生率和严重度采用分级方法进行描述。小组成员采取头脑风暴法和投票法，按照"人、机、料、法、环"的经典管理思路，锁定医院存在管理风险的薄弱环节，即哪些区域属于公共区域，谁来巡视公共区域，巡视哪些内容，谁来监管，如何监管等。

3. 确定潜在失效模式及原因，列出HFMEA工作表

为避免类似不良事件的二次发生，小组成员继续采用头脑风暴法，针对潜在失效模式中患者或家属呼之不应、往来人员稀少僻静、电梯等待运送患者、公共设施巡检、临时维修五方面进行潜在危害分析和决策树分析，拟定行动策略，绘制出HFMEA工作表。

4. 流程再造，绘制新的目标流程

小组成员在绘制目标流程前，充分查阅院内外相关文件，如制度、标准作业程序等，至相关科室进行访谈，初步形成以下共识：医院公共区域范畴，包括门诊及病房等公用休息区、等待区、医生办公室、护士办公室、治疗室、配剂室、公用洗手间、茶水间、热水器、电梯间、楼梯间、会议室及强电井、管井、走廊、通道、楼梯；专业巡视内容包括照明、电源、排风机、排风扇、出风口、给排水管道、玻璃门/窗、墙壁、地板、天花板、扶手、通道、氧气/负压/医气管道、分体空调、病房门及防火门。在此基础上，小组成员通过充分的科室访谈与实地考察，讨论每一个流程并确认，绘制出新的流程图，至此确定了医院公共区域公用设施安全巡检构成，即由三个层级构成：一级巡检由病房及门诊当天值班的医护人员担任，以查验表形式列入每日交接班内容中；二级巡检由爱玛客患者服务中心工作人员担任，按照每20分钟巡检一个楼层的标准，每日早8点由上而下检查；三级巡检以职能部门为主，保卫处当班保安在值班区域内往返巡检，总务处、护理部、门诊部行政查房期间不定期抽查督导。随后的一周里，小组成员向所有医护人员及在院患者宣教，即任何人均可通过电话报修、登录不良事件管理系统、手持器报修和微信报修四种方式，随时将公共区域、公用设施可能存在的安全隐患告知相关职能部门。接到报修后，维修人员应迅速抵达现场，判断能否当场解决，若能，挂紧急维修指示牌，24小时内完成维护；若不能，由总务处人员协助搬离相关物具、做好警示告知、采买相关配件，直至维修结束、现场复原。

项目结束至今两年时间里，按照流程再造的巡检模型，医院未再出现因公共区域公用设施影响患者安全的不良事件，相关部门按照巡检模型开展日常工作，得到一致性肯定。

综上，医院结合不良事件与"接诉即办"工作，以患者诉求为切入点，一方面优化、梳理、合并门诊功能模块，达到同平面有效半径服务最大化，一方面查缺补漏，将基础质控、环节质控、终末质控贯穿在戴明环（PDCA循环）全程，最终形成医院标准操作规范（Standard Operating Procedure，SOP）制度，着力优化提升患者就医体验感、获得感。

（三）专家点评

北京大学人民医院以一例不良事件为切入点，借助HFMEA工具找出管理盲点，通过流程再造，建立了医院公共区域公用设施风险管理模型。这一典型案例值得推广的经验做法在于：一是拓展了传统意义上的保障患者安全的范畴，把患者安全保障向公共区域公用设施延伸；二是采用了科学的分析工具，一系列流程、环节、制度、措施的再造和完善，有其科学性和针对性，体现了医院管理的精细化、科学化、制度化、智能化；三是引入流程再造理念，对于在医院整体推广应用业务流程再造理念和方法，改革门诊、急诊和住院服务流程，改革医院管理流程，改革医院保障流程，充分体现医院以患者为中心、以临床为核心的理念，是有广阔空间的；四是这一案例中形成的制度、措施对于保障医院生产安全、整体安全也是大有帮助的。

这一案例在所涉及的公共区域公用设施的界定还需要更全面、更彻底，例如患者及其家属可能接触到的医疗废物暂存地就是一个可能的盲区；在实施相关措施时有无增加人力、有无提高成本等还必须做出进一步的分析；在多方面协调配合方面，有无需要克服的障碍，也需要深入关注。建议在总结完善的基础上，形成普遍适用的制度、规范或指南，在全国全面推广北京大学人民医院的做法；同时，开展医院业务流程再造试点工作。

点评专家：李少冬（清华大学医院管理研究院）

第二节　福建医科大学附属第一医院：优流程，重效率，打造"一站式"高质量择日住院服务

（一）案例背景

福建医科大学附属第一医院创建于1937年，现为福建省规模最大的集医疗、教学、科研于一体的大型综合性三级甲等医院之一，是福建省高水平医院、高水平医学中心及实验平台，也是首批10家国家区域医疗中心建设单位之一，同时是全国百强、华东区20强医院。现有茶亭院区、滨海院区（国家区域医疗中心）、闽南医院、皮肤病性病分院、奥体院区。目前核定床位3000张，年均门急诊量200多万人次、出院患者近10万人次、年手术量近8万台，现有职工总数4000多人。

"看病难、住院难"是医院长期关注并致力解决的问题，希望通过创新管理的方式，为患者提供高效率、高质量的新型就诊入院模式。此问题具体表现为：在患者层面，入院流程烦琐、院前待床时间久、待床时间未能充分利用、住院后平均住院时间长等问题；在科室层面，原住院患者在各病区办理手续及各项检查，导致病区流动人员增加，增加病区管理难度，且不利于疫情防控工作的开展；在医院层面，医院床位资源紧张，床位周转率低，需提高医院运营效率。

（二）具体做法

由医院服务管理处牵头，协同医务部、护理部、信息中心、医技部门及各临床科室，通过问卷调查、临床调研，独立设置择日住院中心，落实开展"一站式"检查检验预约等。并在运营过程中，加强制度化建设，发挥信息系统优势，各职能科室和临床科室间相互沟通配合，不断根据运行过程中各环节和部门的反馈，及时优化服务流程。促进质量持续改进，保障医疗安全，为人民群众提供安全便捷的医疗服务。

1. 完善制度建设，加强规范化管理

为加快择日住院中心的建设，制定和完善《福建医科大学附属第一医院择日住院管理工作制度》，将择日住院纳入决策支持系统，在绩效层面上进行院级、科级及医疗组级层面的考核，并及时将每季度情况反馈给病区，进一步督促落实择日住院规范化管理。

2. 改变服务理念，提升服务意识

以患者为中心，采用角色转换、换位思考的服务理念，让每位择日住院中心成员体验患者的感受，以需求为导向，优化服务流程。组织服务礼仪和医患沟通技巧培训，深入学习"你靠什么在医院科室立足？""干部十问、职工十问"等服务理念，将"感恩为根、服务为本、礼仪为先"的思想根植于心，树立团队成员的"家院情怀、担当情怀、仁爱情怀"。

3. 打破信息壁垒，实现一站式预约

让"信息多跑路，患者少走路"，专设体现择日工作特殊性的信息服务平台，将择日住院信息管理平台与医院信息系统实现信息共享，达到院前与住院信息的无缝衔接。科室设置择日住院联络员，建立微信工作群，加强协作。在中心即可完成预约、改约、打印检查单、抽血检验等服务。同时，建设智慧信息化平台，减轻预约人工选择工作量。根据患者需求，实现"最早号源"或"同一班次号源"预约检查，以满足患者的个性化需求。

4. 优化功能配置布局，简化住院流程

优化择日住院中心配置及功能布局，中心内部设有收费处、医生诊室、护理站、心电图室等，集中为患者办理择日住院登记、预约、抽血等"一站式"服务。打破过去患者需多次往返多处的繁杂就医模式，优化住院准备期全流程，为患者就医提供便利，真正做到"以患者为中心"。

5. 多渠道宣传推广，促进新模式落地

通过医院信息平台、公众号、微信工作群、门诊导诊台、医院服务中心等渠道推广及宣传择日住院模式与流程，普及该住院模式的优势，鼓励更多科室引导患者选择该住院模式。择日住院中心护士现场与患者沟通签署知情同意书，及时解决患者诉求，增加患者对该住院模式的认同感及获得感。

（三）专家点评

案例以"一站式"住院服务管理为抓手，聚焦破解"看病难、住院难"问题，着力规范制度、优化流程、提升效率，患者满意度和获得感不断提高。独立设置择日住院中心、强化十问服务理念、完善智慧信息平台等具体措施务实有效，案例整体理念较为成熟，值得在三级公立医院中进行宣传推广。但建议在住院中心的功能布局设计中，除抽血、心电图外，还能集中设置超声等院前检查检验项目，真正实现"让患者少跑路"，争取获得更大的成绩。

点评专家：谭友文（江西省人民医院）

第三节　江西省人民医院：门诊综合防控与患者一体化服务改进

（一）案例背景

江西省人民医院创建于1897年，前身是美国卫理公会创办的教会医院，是南昌地区第一所西医医院，是江西省卫生健康委员会直属的规模最大的三级甲等综合性医院，是南昌医学院第一附属医院、南昌大学附属人民医院。医院现有爱国路院区和红谷滩院区两个院区，现有开放床位2714张，员工3301人，副高以上专家近500人，博士91人。集医疗、保健、科研、教学、体检和紧急医学救援于一体，是江西乃至中部地区有重要影响的区域医疗中心并全方位向社会开放。

急危重症患者的病情变化迅速，并发症多，同时病死率高，这就要求医护配合默契，保证急诊抢救迅速、准确、有效。然而在实际的临床工作中，由于急诊救治工作的繁重复杂，不能确保每个工作环节都准确及时以及无遗漏，这将严重影响患者的愈后以及转归。

（二）具体做法

1. 建立"院前-院内"协作机制

医院改变以往被动等待的工作方式，主动与院前急救系统加强沟通联系，签订了合作协议，建立了微信工作群。院前急救人员第一时间将急危重症患者的个人信息、病情及初步处理情况等与院内急诊救治团队共享，缩短患者从院前转运至急诊后，预检分诊及询问病情的时间。同时患者未到医院就可优先办理挂号或住院手续，真正落实绿色通道中"先救治、后付费"的制度。

2. 完善急诊急救管理制度与流程

医院主管部门制定了急诊绿色通道相关管理制度，不断优化工作流程，为绿色通道的畅通建立了制度保障体系。急诊科和相关临床科室制定了多个重点病种绿色通道救治流程，保证抢救工作规范、顺利进行。

3. 科学合理布局辅助科室

经多方协商沟通，医院重新调整辅助科室布局，将急诊挂号/缴费、急诊检验、急诊影像检查和急诊药学服务等部门集中设置在急诊功能区域，避免患者来回奔波，缩短患者在急诊的停留时间。

4. 信息化建设助力

医院不断加大信息化建设的投入，采购了多台一体化自助设备放置于急诊科，患者可实现一站式的自助挂号、缴费和检验报告查询等功能。将检查检验结果与医院信息系统（Hospital Information System，HIS）连接，上线了影像存储与传输系统（Picture Archiving and Communication System，PACS），医生可在医生工作站第一时间查询到患者的检查检验结果，免去患者自行取报告的时间。

5. 建立多学科会诊机制

以往各相关专科逐一会诊的模式，存在延误患者诊断及救治时间的问题，且偶尔出现科室互相推诿患者的现象。医院建立了10余个重点病种的多学科诊疗（Multi-Disciplinary Team，MDT）救治团队，将传统的各个科室逐个会诊变为MDT团队同时会诊，极大提高了救治工作效率，为快速明确诊断、及时抢救患者赢得了时间。

6. 关键环节的时间管理

医院临床内、外科专业科室，医学影像，临床检验，药学，输血，医疗器械及后勤保障部门均实行每天24小时、每周7天的连贯性服务；主管部门对医技科室出具检查报告有严格规定，如急诊CT血管成像要求2小时内出具报告，急诊B超、床旁心电图要求10分钟内出具报告，急诊临床检验项目要求30分钟内出具报告，急诊生化、免疫项目要求2小时内出具报告；此外，对医务人员各项操作也有相应的时间管理要求。

7. 开展多层次的人员培训

定期为院前急救医务人员开展重点病种急危重症患者的救治培训，并与其一同开展应急演练；急诊科及各MDT团队定期开展疑难病例讨论、业务学习、床边查房或新技术介绍等活动，更新知识，提升技能；此外，各救治团队还深入基层开展培训工作，提升基层医务人员的诊断与救治能力。

8. 严格的质量控制管理

医院制定了急诊绿色通道管理质量控制指标，定期召开质量分析会，在会上分析阶段性的质控数据，查找急诊绿色通道运行中存在的问题，分析原因，提出改进措施。运用PDCA原理，不断优化流程，保障急诊绿色通道的高效运行。

（三）专家点评

案例通过建立机制、完善制度和流程、优化空间布局、信息化建设、环节时间管控、人员培训、质量控制等多方面举措，实现急诊绿色通道的高效运行，最大程度保障了急危重症患者的医疗安全。其中"院前-院内"协作机制、组建急诊MDT团队、定期召开急诊质量分析会的相关经验值得借鉴和推广。推广中，建议由院前急救人员和院内人员共同参与质量分析和改进，形成闭环管理以实现患者救治全流程的质量提升。该案例在数据支持方面稍显欠缺，建议展示举措实施前、后相关急诊质量控制指标数据的对比情况，以体现质量改善的具体效果。

点评专家：付卫（北京大学第三医院）

第四节　浙江省人民医院：高质量发展视角下平安医院建设创新路径

（一）案例背景

浙江省人民医院成立于1984年，是浙江省卫生健康委员会直属的集医疗、科研、教学、预防、保健、康复于一体的大型综合性三级甲等医院。目前，医院开放床位3000张，在职职工3538人，2020年门急诊量（不含体检）200万人次，出院人次达10万人次。近年来，医院秉承"仁爱、卓越、奉献、创新"的核心价值观和"关爱生命、患者至上"的服务理念，以建设"百姓信赖、员工自豪、业界推崇的国内一流、具有国际影响力"的临床研究型医院为愿景，在全院上下的共同努力下，综合实力、核心竞争力和社会影响力持续攀升。在2019年国家三级公立医院绩效考核排名中，位列A＋，综合性医院排名全国第43名，同时获得国家卫生健康委医政医管局和国家中医药管理局医改司开展的第三方满意度调查"患者、医务人员双满意"总分全国第七名。

传统的医患沟通模式存在告知不充分、沟通效率低、患者就医体验不佳等问题，已经不能满足新时代的医患沟通需求。浙江省人民医院基于自身实践，通过"事前"多媒体创新医患沟通、"事中""武林大妈"浙人医工作室纠纷调解、"事后"不良事件根本原因分析（Root Cause Analysis，RCA）等模式，在医患争议时间的全周期构建平安医院建设新路径，有效提升医患双方满意度，真正实现构建和谐医患关系的目的。

（二）具体做法

由医院医务部和医患沟通办公室起主导作用，区政法委派驻各种职业背景的"武林大妈"入驻浙江省人民医院成立纠纷调解工作室并提供志愿者服务，医院信息中心提供各种信息技术支持，全院临床医技科室参与项目实施。

1. 七大举措提升谈话视频质量

进行全院医患沟通技巧培训，要求谈话演示文稿尽可能图片化、视频化，从而实现通俗易懂的目的；统一全院的演示文稿制作标准，有效减少重复性的修正工作，使整套作品更加规整有序；在外科、内科和医技科室，以片区为单位，推行由督察员主导的点评工作，有效保障了督查工作的专业性；组织个人经验交流分享会，让临床医生们可以相互学习，取长补短，使视频质量在短期内得到全面快速提升；定期将优秀的作品进行全院挂网展示，有效形成示范效应，并为各科室提供了学习的模板；定期举办患者体验活动，真正从患者角度去理解和改进医患沟通工作；举办全院医患沟通大赛，用荣誉进一步激发临床医生的动力。从2020年3月开始启动，目前绝大部分临床科室已实现多媒体医患沟通的推广。

2. 通过与区政法委合作，创新性引入"武林大妈"

制定工作原则：坚持问题导向，着力破解医患纠纷矛盾衔接不畅、成效不足矛盾上行等突出问题；坚持责任导向，谁首接，谁负责，依法及时处理问题；坚持效果导向，多方参与、手段多元的接待调处工作体系，努力实现医患纠纷矛盾全链条解决；制定规范的工作流程：包括受理、审核、登记等；通过平安医院建设论坛对"武林大妈"岗前培训；通过"武林大妈"进行平安巡防，做好防火、防盗、防诈骗、平安宣传、行风监督等工作，帮助维护正常诊疗秩序；通过"武林大妈"提供志愿者服务，及时向有困难的患者提供帮助，做好日常引导、劝导等工作；通过"武林大妈"的第三方立场作用有效调处矛盾。从2020年12月28日"武林大妈"浙人医工作室正式成立至今，已基本和医患沟通办公室形成有效联动模式。

3. 通过根本原因分析，降低医疗安全隐患

RCA前的准备：组建团队、定义问题、收集资料。寻找近端原因：描述事件、评估、列出事件的近端原因。确认根本原因：列出与事件相关的组织系统及因子，筛选出根本原因。制定并执行改进计划。通过初步评估，在医患沟通办公室主导下，以临床医技科室为主体成立RCA小组，第一时间对发生的医患争议事件进行分析，寻找可能改进的系统性原因并进行针对性的改进。通过RCA，提高医务部、医患沟通中心及临床医技科室的安全意识，并从根本上杜绝系统性原因导致的类似医疗差错，成效显著。

（三）专家点评

医院创新性地应用"事前"多媒体创新医患沟通、"事中""武林大妈"浙人医工作室纠纷调解、"事后"不良事件根本原因分析等模式，形成了多部门齐抓共管、相互协作的工作新格局，建立起"关口前移，预防在先"的医患纠纷防控机制，构建起了全周期平安医院建设的新路径。定期举办医患体验活动、医患沟通大赛、"武林大妈"第三方立场、不良事件根本原因分析等举措可完整实现医患纠纷矛盾全链条解决以及平安医院管理的持续改进。在改善医患体验，提升医学温度，构建和谐医患关系等平安医院建设方面取得了实实在在的效果，推动了医院高质量发展。

点评专家：高华斌（云南省医疗服务质量评估中心）

第五节　重庆医科大学附属第一医院：基于"三位四体"协同模式提升患者就医获得感

（一）案例背景

重庆医科大学附属第一医院于1957年由原上海第一医学院附属医院分迁来渝创建，历经60余年的建设和发展，已成为全国首批三级甲等医院和融医疗、教学、科研、预防、保健及涉外医疗为一体的重点大型综合性教学医院，现有编制床位3938张，在职员工7043人，2019年门急诊量368.76万人次，出院患者15.42万人次，手术6.31万台次。

三级公立医院绩效考核是国家卫生健康委员会首次对全国公立医院的医疗质量、运营效率、持续发展和满意度评价进行的大考，事关医院发展大局和患者切身利益。如何充分发挥绩效考核"风向标""指挥棒""助推器"的作用，推动医院高质量发展，不断提升人民群众获得感是医院未来发展亟待解决的问题。

（二）具体做法

1. 发挥公立医院绩效考核"指挥棒"作用，借助指标抓内涵建设，提出"六大工程"发展战略

公立医院绩效考核事关医院发展大局和患者切身利益。面对新起点、新使命、新征程，医院统一思想，一是坚持政治站位，以人民为中心坚持公立医院公益性；二是明确功能站位，符合国家政策导向，符合医学发展规律；三是立足工作站位，抓住医院管理本质、结合医院实际布局、谋划和决策。

医院于2018年提出"六大工程"发展战略，与国家三级公立医院绩效考核所引导的医院发展方向高度契合，其中基础质量工程、信息优化工程对应医疗质量考核指标，精细管理工程和行风建设工程对应运营效率指标，学科提升工程和人才培养工程对应持续发展指标，"六大工程"建设目标之一就是提升医患获得感。在"六大工程"发展战略层面，医院注重学科提升工程和人才培养工程并重发展，创新人才评价激励机制、学科评价指标和人才评价指标，调动学科发展内在动力，激发医务人员的科研积极性。实施基础质量工程，医院重点通过管人员、兴技术、立标准、建制度、精护理、购设备、优环境、重院感、夯"三基"、强监督十大举措，夯实基础医疗质量体系，推动终末质量持续发展。为夯实基础医疗能力，医院创新性开展"金听诊筒、金柳叶刀医生技能比赛"。为保障围手术期安全，医院大力推广加速康复外科策略，目前已实现全院外科科室全覆盖。实施精细管理工程，建设现代规范的精实医院，精简流程，提升效益，夯实成效，提升医院管理质量和管理效能。实施信息优化工程，以医疗质量、患者服务和精细化管理为抓手，主攻智慧医疗、智慧服务和智慧管理三个方面，完善医院信息管理制度建设和数据标准化建设，健全医院信息化建设及运维长效机制。实施行风建设工程，通过建体系、抓教育、强基础、开展专项整治行动，规范诊疗行为，规范收费行为，倡导行风建设清风正气，减轻患者看病就医负担。

2. 以满意度为抓手，以体会-体谅-体力-体能"四体"为框架落实患者评价反馈与改善事项追踪，数据与品质管理深度融合，促进医院高质量发展

医院以医患满意为落脚点，将患者为中心，员工为主体进行目标关联，从患者-员工-管理者视角出发，将服务过程与患者体验比较，确定更优质的服务目标，将组织管理与员工体验比较，确定更恰当的绩效管理目标，以满意度为抓手，持续主动优化患者满意度管理，落实患者评价反馈与改善事项追踪，改进医疗服务质量，不断提升患者获得感。

建立满意度办公室，通过自查、第三方测评公司调查及行业测评调查反馈等途径多源异构、多维结构收集数据信息，"三层"网格化数据汇聚创新实现"院-科-组"三级数据监控，细化人-事-时，为医院精细化管理提供依据。在院级层面通过数据挖掘与矩阵分析找到医院堵点、难点、痛点、热点问题，找出医院品质提升优先、次先改进选择，通过内在质量指数分析为全周期、全流程管理提供决策支持；在科级层面，基层管理者可以进行数据横向科间对比、纵向自身前后对比，明确优势与劣势，细化到重点项目、重点人员、重点时段、重点环节等，补足短板，凸显优势，不断提高服务效率与效果。

在持续质量改进方面，以体会-体谅-体力-体能为框架，落实患者评价反馈与改善事项追踪。体会就是关注患者体验，从患者的感官、情感、思考、行动、关联五个方面，把理性和感性打通，理解患者行为特点的心理感受和社会意义。通过模拟患者医院活动，主观体验卧床、制动、约束等情况下的不方便、不舒适；客观体验就诊挂号排队、就诊等候时间、卫生清洁程度；作为患者及家属可能产生的行为关注，如对医生、护士或其他医疗服务人员态度、举止、操作等的关注。通过亲身体会，更能理解患者，把脉医患矛盾的根源。体谅就是在现今患者多，医疗资源相对匮乏的背景下，在医生、患者医学知识不均等的情境下，实施医疗教导，开设沟通处方，增加医患双方的理解。医院积极引入叙事医学理念，将叙事医学积极应用在管理、教学及临床实践中，通过制度融入、日常警示、情景教育等方式，提高医护人员的叙事素养。如制度化的医患沟通会，一科一品一规实施，ICU的一天叙事展板……通过显性教育和隐性教育，增强医患双方的理解。体力就是从管理、技术、流程上减少医护人员、患者的内耗，让卫生资源利用最大化，如新技术的开展、新设备的引进、现有流程的优化等。体能是最后阶段的"售后服务"，通过延续护理、出院随访和服务补救，让患者利益最大化。

医院坚持以三级公立医院绩效考核为"指挥棒"，探索构建"三位四体"协同模式，从政治站位、功能站位、工作站位抓内涵，制定"六大工程"战略并落实实施方案；从路径上以满意度为抓手，以体会-体谅-体力-体能为框架落实患者评价反馈与改善事项追踪，数据与品质管理深度融合促进医院高质量发展，最终惠及患者，提升患者就医获得感。在2019年全国三级公立医院绩效考核中，重庆医科大学附属第一医院位列第25位，比2018年进步了14位，居重庆市首位。

（三）专家点评

重庆医科大学附属第一医院以公立医院绩效考核为"指挥棒"，围绕医疗质量、运营效率、可持续发展、满意度评价四个维度指标，建立及探索"三位四体"协同模式，以质量安全为基础、以满意度为抓手，促进提升患者就医获得感，取得可喜成效。其换位体验的模式是医务人员换一个角度去体验患者的真实感受达到共情同理；引入并将叙事医学应用于临床医、教、学中，通过对患者社会、心理、文化脉络重构等的叙事医学方式让医务人员了解到患者行为表现背后的原因，促进彼此理解，解决了为什么患者会有这样的反应然后采取怎样的服务的问题；制度化医患沟通会促进医患之间的交流。这些措施都是可圈可点、值得推荐应用的。"院-科-组"三层网格化数据汇聚，创新实现三级数据监控，为医院精细化管理提供依据。在院级层面通过数据挖掘与矩阵分析找到医院堵点、难点、痛点、热点问题，找出医院品质提升优先、次先改进项，通过内在质量指数分析为全周期、全流程管理提供决策支持。问题找准后的关键点是如何科学有效地改善，是各医疗机构在抓患者就医体验过程中的困惑之一，希望进一步探索后形成理论体系、创建改善模型。

点评专家：刘永耀（广东省佛山市第一人民医院）

第六节　北京市大兴区中西医结合医院：从改善患者"舌尖"的需求做起

（一）案例背景

北京市大兴区中西医结合医院始建于1958年，原名为"北京南郊红星医院"，2003年成为大兴区卫生健康委员会直属的公立二级综合医院，2016年8月和10月分别获得北京市中医管理局和大兴区编办批准，正式转型升级为三级中西医结合医院并更名为"北京市大兴区中西医结合医院"。2016年同步向康复医院转型，是北京市首批六家康复转型医院之一。医院目前开放床位466张，现有职工794名，年均门急诊量约35万人次，年均出院患者约1万人次，年均手术例数约3000台次。

随着医院的不断壮大，医院非常重视医患沟通问题，每年都会聘请专家用不同方式为全院职工讲解医患沟通的技巧和典型案例的分析，但是在实际诊疗工作中还会出现患者投诉的问题。对此医院专门成立"患者体验办公室"（以下简称"体验办"）并利用"电话随访平台"对每一位来院就医和出院患者进行一对一的电话回访工作，以便及时发现、解决问题，提高患者满意度。工作人员在整理"出院患者随访表"时，发现有患者在表中反馈道："入院时来得晚，当天没有吃上饭；医生早晨查完房通知当天可以出院，昨天订的饭不能退。"患者反馈的这个问题引起工作人员的特别注意。体验办第一时间与科室护士长及食堂负责人沟通，了解的情况是：入院当天可以找护士加餐，出院时订的饭也可以退；入院宣教时责任护士会告知患者订餐相关事宜。告知很到位，但是为什么患者还会对此有意见呢？特别是2020年受新型冠状病毒肺炎疫情的影响，患者就餐问题更加突显：病区进行封闭管理，家属不能送饭；不能订外卖；食堂饭菜品种单一等。"民以食为天"，怎样让患者在住院期间既能解除病痛，又能满足"舌尖"上的需求呢？体验办立即联合总务科、护理部及临床科室，多次召开会议，共同研究如何改进住院患者就餐问题，尽可能满足患者正常的饮食需求等工作。

（二）具体做法

1. 建立沟通协调机制

体验办与总务科、食堂负责人、护理部定期沟通，讨论总结工作开展情况，并制订下一步工作计划。定期到科室倾听患者意见，简单的问题做到立行立改，不能解决的问题应向主管领导汇报，按照整改时限保质保量完成。建立"膳食服务沟通"微信群。科室护士长将膳食服务中遇到的问题反馈在群里，相关科室经过协商第一时间将结果反馈到群中，使临床科室及时有效地做好患者解释工作。通过双向反馈，提高医患沟通工作效率。

2. 优化工作流程

总务科建立整改台账，制定具体的整改措施，并追踪其落实。食堂安排专人到科室订餐及送餐。对于新入院患者或因检查未能及时订餐的患者，食堂采取先供餐后付费的方法，确保每一位住院患者都能吃上热乎的饭菜。严把食品质量关，保证食品安全。食堂定期检查食品原材料进货渠道；对原材料的储藏及存放设专人管理；定期检查原材料及食品质量，在食品安全方面不疏漏任何环节。根据不同患者需求定制营养配餐。针对内分泌科、神经外科、肿瘤科、消化内科、普外科、康复科及妇产科患者需求，提供营养配餐，保证患者营养供给，提升患者的满意度。增加饭菜种类。食堂每周将菜谱下发到科室，并经常调整饭菜品种，患者可以根据标价订餐。使用患者满意度调查表反馈工作改进情况。调查表内容包括：饭菜温度、饭菜种类、订餐送餐人员服务态度、饭菜口味、清洁度。

3. 改变观念，提高主动服务意识

总务科安排专人定期对食堂工作人员进行服务态度及沟通技巧、礼貌用语等方面的培训。严格落实送餐时间，送餐车上要加盖保温被子，保证饭菜温度。送餐员应主动为不方便打饭的患者送餐到床头。送餐员应定期对餐车进行消毒，如有损坏及封闭不严应及时维修加固。改变护士"患者就餐就是食堂的事，与护理工作无关"的观念。体验办及护理部督查患者入院宣教、饮食指导的健康教育效果，定期征求患者的意见，反馈到体验办或者膳食服务沟通群中，及时进行协调解决。

通过以上改进措施的有效实施，患者对"膳食服务"的满意度由65.81%提高到80.94%，大大提升了患者"舌尖"上就医感受。临床科室对食堂工作人员的积极配合及改进效率纷纷提出表扬。"满足患者的需求，保证患者随时能吃上可口的饭菜"，也践行了医院食堂对患者服务的决心。

（三）专家点评

"民以食为天"，膳食服务是住院患者的最基本需求，关乎患者营养状况、医疗质量、诊疗结局，影响患者满意度和就医体验。北京市大兴区中西医结合医院坚持以患者为中心，成立患者体验办公室，以"患者入院晚，无餐食；当天出院，餐费不能退"为整改切入点，通过建立"以膳食安全为底线，以跨部门沟通与协同为手段，以患者意见反馈为效果检验"的患者膳食服务保障机制与流程，改进了膳食服务质量，提高了患者满意度。

从题目来看，"'舌尖'的需求"，侧重点应是患者个性化膳食的服务保障，而文中所述膳食安全、膳食供应等则是膳食的基本保障内容；患者膳食保障涉及面广，在下一步的改进中，遴选优先改进项目，以PDCA进行持续改进，总结出更多可供借鉴的经验和做法。

点评专家：高家蓉（陆军军医大学第二附属医院）

第七节　广东三九脑科医院：推动标准化患者服务体系建设

（一）案例背景

广东三九脑科医院是一所集临床、科研、教学为一体的脑专科医院，是国务院国资委全资建设的现代化大型三级公立脑专科医疗机构。医院于1994年经原国家卫生部批准设立，是华润医疗旗下的"明星医院"。现有床位616张，年门诊量约30万人次，年住院量约3万人次，年手术量4000余台。现有员工1400余人，设有41个临床诊疗和功能检查科室，神经外科、康复科和心理行为医学科上榜广东省"最强学科"榜单。经过20多年的发展，医院已经逐渐形成了一批具有专科特色优势的学科群，部分特色治疗技术处于华南乃至全国领先地位。

在患者服务体系推出之前，不同科室对服务的重视程度不一样、对服务的认知不一样，在服务举措的推行方面也存在差异，导致患者在就医过程中因为某个科室或某个环节不好的就医体验而影响了整体的就医感受。一些科室针对患者的不好就医体验，无法深入了解真正的原因，因而很难做到精准地系统性改善。

（二）具体做法

1. 建立服务管理评价体系，让服务有可量化的标准

医院于2017年初建立了一套服务管理评价体系，由独立于各临床、医技、行政后勤保障部门的患者服务中心对患者及家属就医体验进行收集，以了解服务现状、评估服务水平、发现服务短板、指导服务提升、推动服务质量持续改进，最终实现提高患者忠诚度、提升医院品牌竞争力的目的。

服务管理评价体系涵盖了服务现状调研、服务分析、服务改进、服务风险防范、服务内涵挖掘和服务考核六大方面的内容。涉及患者对服务环境、流程、内容和服务提供者等多方面的感知、体验和评价。医院制定了三套满意度调查问卷，患者服务中心通过现场调查、电话调查和网上调查的方式，逐日开展服务测评工作，除了收集患者的服务评价之外，还收集患者的主观就医体验，包括患者的建议、意见等。

患者服务中心每个月会根据满意度测评的结果，编写全院的《服务简报》，让医院管理团队及各科室负责人系统地了解本院、本科室在服务方面存在的问题。通过建立公开满意度调查结果及整改落实机制，每月通过会议向中层干部做服务点评，采取客观数据对比的直观形式，公布具有视觉冲击力的排名，既在各临床科室中进行横向对比，又对各临床科室自身进行纵向对比，使服务管理评价体系真正成为提高医疗服务质量、提升患者就医体验的有力措施。

2. 构建系统化和标准化的"润心"患者服务体系

2019年，华润医疗全面打造"以患者为中心"，以"标准＋α"为特色的"润心"患者服务体系，作为华润医疗旗下的医院，广东三九脑科医院在华润医疗的指引下，进一步深化和完善了原有的患者服务体系。医院建立了以院长为责任领导，润心患者服务中心统筹协调，各行政部门、临床医技部门协同的患者服务管理系统，实现对患者服务规划、组织实施、活动开展，确保患者服务体系建设全员参与、全过程管理与全方位协同。

润心患者服务体系以"标准＋α"为特点。广东三九脑科医院一方面按照华润医疗的要求，执行"标准化服务"，包括患者服务的具体服务要求、服务流程、信息化标准、视觉识别，以及相关培训等；另一方面结合本地区实际，结合医院患者需求，开展具有特色的患者服务活动，对标准进行延伸、创新和拓展，通过不断丰富患者服务内涵，持续提升患者就医体验。为让各科室更重视服务质量，从2019年7月开始，广东三九脑科医院按照国家三级公立医院的绩效考核内容，将服务质量列入科室的绩效考核指标，并制定出科学合理的奖惩制度。从2020年6月开始，医院将服务满意度的绩效考核权重由5%上调至10%，从绩效考核上引导各科室对患者服务工作进一步重视。各学科的服务质量也因此进一步提升。医院还设立了"优质服务流动红旗岗"，每月评选一次，并作为年终评选先进的参考依据之一。

（三）专家点评

本案例综合描述了该医院所建立的"服务管理评价体系"及"患者服务体系"所涵盖的内容、评价及结果应用的方式等。但未将涵盖的内容以实际案例的方式进行描述和拓展说明，也未将该医院所建立的两套体系应用前后的数据进行对比。可进一步详细分解两个"体系"涵盖内容的具体措施，提炼出具有创新性的举措进行综合论述，同时以该院某一项服务内容通过应用两个体系建设从而得到服务提升的前后数据分析、对比来进行说明，从而使整个案例更具"血肉"。

点评专家：韦秋芬（广西壮族自治区妇幼保健院）

第八节　抚顺市中心医院：拓宽患者体验循证管理路径，精准改进医院服务品质

（一）案例背景

抚顺市中心医院始建于1969年，是集医疗、科研、教学、预防保健为一体的全国首批三级甲等综合性医院；是原卫生部脑卒中筛查基地、国家高级卒中中心、国家级心源性卒中防治基地。医院目前开放床位1400张，现有在岗职工1703人，年门诊量78万人次，年住院患者6.72万人次，年手术量1.41万例。医院拥有一批具有特色技术的医疗团队，已形成以微创技术、介入技术、运动医学等为特色的医疗技术体系，急性缺血性脑卒中静脉溶栓技术进入全国50强。

既往的患者满意度调研管理工作存在医务人员对于医疗服务的认知与患者就诊体验的问题反映不一致问题，患者就医体验不佳，而医务人员不知道服务短板在哪里。在医院管理层面，针对服务改进，可追溯的服务环节不够具体。需要多个科室联合解决的问题不断增加，而医院的联动机制运行不畅通，影响了总体服务改进效果。自2017年，医院借助第三方"医满意"患者体验调研云平台，运用患者体验测评体系，在互联网大数据下动态调查患者就医体验，量化管理指标，结合医院内训体系质量管理、绩效管理体系，实现精准改进、持续提升。

（二）具体做法

1. 紧密结合内训体系质量管理项目，达到知行合一效果

建立医院内训培训系统，组建分层级管理的内训团队，结合大数据云平台支持下的患者体验管理改进项目，聚焦每季度医院综合服务短板、各科室服务失分因素、阶段改进关键环节，医院内训师团队进行从服务流程标准化、服务要素检视与对应改进、服务剧本培训与演练、医学人文建设、员工心理疏导体系建设五大模块开展工作，内训师指导医务人员从客观数据分析患者期望，从掌控服务关键时刻入手提升患者体验，在临床科室开展住院患者全程质量管理，同时医院心理小组内训师通过员工心理团体辅导、会心小组等活动提高员工的幸福感、获得感，增强员工同理心和沟通能力，最终达到持续改进服务品质的知行合一效果。

2. 多渠道了解患者需求，运用根本原因分析法实现投诉管理环节前移；运用QCC管理工具，进行服务流程改进

在群众诉求处理中，不只着眼于引发事故的直接原因，运用品管圈（Quality Control Circle，QCC）管理工具，结合患者体验调研指标进行综合分析，通过"1＋X"工作模式挖掘引发投诉事件的综合原因，如服务态度、执行效率、患者安全、措施落实、安保感受、知情同意，既能结合医院患者体验管理管控要点进行分析改进，又能促进团

队内部对话和部门协作，无论对于已经发生的服务投诉事件还是潜在的服务异常状态，结构化、系统化的处理方法使得改进效果明显。

3. 不断创新完善基于提升患者就医体验的激励管理模式

每季度根据全院患者体验调研数据，分析影响医院患者体验感知的干扰因素，确定全院阶段性患者体验管理重点指标，在院周会、医院内网公示。根据患者体验调研结果和重点考核指标对临床科室进行绩效考核，设综合优秀奖、综合进步奖、单项进步奖；对在患者体验调研中，重点环节、指标动态改进在全院排名后三位的科室，进行处罚，现在医院正在试行每季度奖励性绩效机制。激励管理模式调动了医务人员积极主动改进医疗服务、改善患者就医体验的主观能动性、协调合作性和创新精神。为了实现全方位的满意度管理，医院研发内部满意度调研体系。针对既面对患者，又服务医院内部的科室，如放射科等辅检科室、服务临床科室的职能部门，研发内部服务满意度调研问卷，调研结果纳入医院绩效考核体系，以结果为导向、以数据为支撑、以方法为推动、以成效为标志的体系化管理模式继续推动医院全方位改进和提升医疗服务品质。

（三）专家点评

该医院通过建立医院内训培训系统，组建分层级管理的内训团队，结合大数据云平台支持下的患者体验管理改进项目，运用相应的管理工具，挖掘引发投诉事件的综合原因，通过团队的协作，进行服务流程改进，取得较好的改进效果。医院将患者体验管理指标与科室的绩效考核挂钩，设立奖励和处罚机制，调动了医务人员积极性，实现医院服务管理的持续改进与提升。该案例针对如何挖掘真实反映患者满意度调研的结果，以及服务改进的关键节点来开展工作，值得借鉴。

点评专家：涂师平（福建医科大学附属第一医院）

第九节　上海杨思医院：不断改善患者体验是民营医院生存第一要素

（一）案例背景

上海杨思医院成立于2004年，现有员工979人，医务人员787人，其中高级职称占15.5%，医院从开始的年门诊量27万人次，出院患者0.3万人次，到2020年门诊量达到181万人次，出院患者2.5万人次。患者满意度达到98分以上。在全国"医疗质量万里行"检查中位列上海民营医院第一名。2015年上海杨思医院在业务发展中遇到了瓶颈，患者门诊量及住院人数增长放缓，满意度滑坡，投诉量增加，在大众媒体网络中不断出现负面评价，使患者对医院的信任受到影响。

（二）具体做法

1. 提高认识，明确定位

医院针对问题邀请第三方测评团队，以45项基础核心指标为征询点，13项医疗行为过程环节为衡量坐标，对医院整体管理及内涵进行把脉。诊断报告显示，医院整体满意度评分为94分，满意度指数为90分，突出薄弱环节主要为诊疗性价比感知、安保感受、后勤保障及服务效率等，影响了患者就医体验和评价，从而影响了医院整体业务的发展。

作为一个提供患者治病就医、为患者生命服务的医疗主体，切实也必须做到全心全意满足患者的医疗质量、医疗安全、医患交流、就诊环境等全方位服务的要求。医院党政领导齐抓，高度思想一致，成立了医院改进患者体验工作小组，明确各分管领导和职能科室的责任、任务，广泛教育、动员全体员工，重视及做好患者的就医体验，这也是民营医院发展生存的第一要素。

2. 从沟通入手，增强医患信任

针对第三方测评中的患者诊疗性价比感知度不佳的情况，问题的关键是信息不对称，医生和患者的沟通不够。沟通不够主要为两种情况：一是沟通时间不足；二是未达到有效沟通。针对时间不足，我们首先测算医生每小时接诊患者数，从而发现一些医生接诊患者时根本不过多与患者沟通。其次是因为患者多，为了减少患者等候时间，接诊医生只注重解决患者的疾病，而未去做必需的，且有利于诊治疾病的沟通。于是我们规定了每位医生诊治患者的时间必须在20分钟以上，让医生留有一定的时间与患者沟通。

对于患者较多的科室，行政干预增加接诊医生，不让医生匆忙接诊，同时又减少患者的等候时间。对于无效沟通，医院邀请专业人员对医务人员开展沟通技巧培训，同时又找出患者投诉案例，通过对每一实际案例的分析、讲解，传授给医务人员针对不同心理、不同职业、不同疾病患者的沟通方法，从而让患者达到预期诊疗性价比感知度。

3. 重视非医疗环节的服务

患者踏入医院大门，安全感是第一感受和反应，以往在抓患者满意度时，我们忽略了患者对安保人员和安保措施在就医体验中的关注度，不注重安保人员的礼仪培训、语言表达。作为一个救死扶伤的医疗单位，面对需要帮助、罹患疾病的患者，我们的安保人员更应该具备同情心、助人为乐精神，理性、平和、文明维持医院秩序。因此，我们规定了入职安保人员的首要条件就是富有同情心、同理心，不具备此条件的一律不予录用，具体制定了安保人员详细的岗位规范及奖惩条例。

医院后勤保障是医院运转不可缺少的一个环节，这个环节出故障，势必影响医院整体运转，间接影响患者满意度和医院服务效率。通过对后勤保障工作流程的摸排，我们发现后勤的各项服务跟不上医院服务患者的效率，于是我们对后勤保障的各项服务工作做了流程再造，医院内部制定了各部门服务规则：临床为患者服务，后勤为临床服务，行政服务于全院。改变了以往后勤坐在办公室等待临床送维修单的情况。后勤员工每天下临床巡视，现场解决维修问题，紧急修理电话、网上报修，同时每位后勤人员分挂临床科室第一责任人，即后勤人员不分工种负责临床科室物资、设备维护，成为科室的报修、维护第一责任人，报修的内容由第一责任人向后勤组长、负责人汇报后调配，免去了临床因报修项目不同找不同人的不便，既节约了临床专业人员时间，又加快后勤内部自行机制协调，从而提高了服务效率。为了促进更好地服务临床，医院制定了后勤保障人员的奖惩条例，每月由临床护士长或以上领导对后勤各部门的保障人员进行网络打分，分数与评优及绩效挂钩。

（三）专家点评

该院面对业务发展瓶颈，邀请第三方测评团队对医院管理内涵测评把关，准确诊断出诊疗性价比感知、安保感受、后勤保障及服务效率三个突出薄弱环节。通过成立改进工作小组、明确职责分工、分析关键问题，制定出具体的改进措施。该过程符合质量管理的科学程序和工作改进的一般流程。但该案例对工作改进的实际效果缺乏评价或仅有主观评价，例如通过规定医生诊治时间（20分钟以上）保障医患沟通，该设定是否合适及实施效果未进行调查和客观评估。导致PDCA过程的C（检查执行情况，看是否符合预期效果）和A（将成功经验标准化，遗留问题转入下一PDCA解决）有所欠缺。

点评专家：王荣（山东省立医院）

第十节　广西壮族自治区妇幼保健院：综合施策助推患者体验提升

（一）案例背景

广西壮族自治区妇幼保健院建立于1965年1月，现已成为广西妇幼保健院、广西妇产医院、广西儿童医院、广西出生缺陷预防控制研究所三院一所两院区的格局。医院现编制床位1340张。2020年获批建设广西儿童医疗中心，计划增加编制床位800张。在职职工2771人。2020年门急诊量174万人次，住院量5.9万人次，分娩量1.77万。

随着经济的发展，群众对健康医疗服务品质的需求不断提高。以前患者服务存在以下主要问题：医院信息化建设落后，患者就医等待时间长；与基层医院联系不紧密，患者就医过程不连续。院内学科之间合作比较少，远程会诊未建立，患者医疗服务舒适性欠佳。

（二）具体做法

1. 以"互联网＋"为手段，推进智慧医院建设

完善开发数据对接及综合调度平台，主要修正传染病报告的数据规范及儿童医院各病区患者数据一览表的接口数据规范。针对临床业务科室的新需求，完善开发医院随访管理信息系统。全面建设电子签名数字认证体系，推进医院电子病历实现"无纸化"。医疗文书、护理文书、检验报告单、放射报告单、心电报告单已全面应用电子签名。探索互联网医院建设，拓宽线上线下一体化的就医体验。建立智慧产科、早孕建卡课堂、孕妇云课堂、电子发票查看、疫情服务、流行病调查表、在线咨询、报告解读、医保支付、订餐服务、微官网等功能模块。多渠道、多样化的信息服务，提升医院的整体服务水平。

自助智能终端设备全面升级，实现预约挂号、当日挂号、门诊缴费、诊疗项目查询、刷脸支付、门急诊/住院医保支付、检验/检查报告单打印、自助发卡/补卡、自助售卖病历本、门诊病历打印、电子发票打印、住院登记、住院患者费用清单等功能。建设医院电子票据平台，对医疗收费票据进行网上全程跟踪监管，杜绝了虚假票据的出现。电子票据的应用减少了医院纸质票据及相关耗材的使用和保管环节，节省库存空间，大大降低医院票据印刷和管理成本，解决纸质票据核销难问题。医院门诊及住院已全面应用电子票据。

推进智慧产科平台建设，利用大数据、物联网、互联网、生物传感等技术手段，将孕妇终端、门诊医生工作站、医院管理端紧密连接，实现院内临床医疗与保健一体化。联通桂妇儿健康服务信息管理系统、广西全民健康信息平台，以及孕产家庭，实现数据实时共享，为医院业务部门及卫生管理部门提供决策支持。平台的投入使用，减少了妇幼信息录入人员，提高了医生工作效率，降低了孕产妇院内等候时间。

2.　以医联体为载体，提供连续医疗服务

医院与防城港市妇幼保健院、东兴市妇幼保健院、河池市妇幼保健院、崇左市妇幼保健院、凭祥市妇幼保健院、北海市妇幼保健院、上思县妇幼保健院签订了紧密型医联体。与女子监狱医院签订了松散型医联体。制定了《广西壮族自治区妇幼保健院医学专科联盟章程》与《广西壮族自治区妇幼保健院医学专科联盟工作制度》，根据此章程和工作制度与200多家各级医疗机构专科建立了胎儿医学专科联盟与新生儿科专科联盟。制定了双向转诊工作方案与流程，提高急危重症临床救治能力。

3.　以患者为中心，推广多学科诊疗模式

为进一步加强交叉学科诊疗工作的协同管理，提高医务人员对多学科、多系统、多器官疑难及复杂病例的诊断和治疗水平，为患者提供最佳诊疗方案，医院制定了多科会诊制度和《多学科协作诊疗管理制度》，进一步明确了必须申请多学科诊疗（Multi-Disciplinary Treatment，MDT）的情况及病种，将相关医技科室（如医学影像科、病理科、超声科、临床药学、检验科、遗传代谢中心实验室等）及相关职能部门（医务部、护理部、医疗质控科、院感科等）专业技术人员纳入多学科诊疗团队，建立多学科病例讨论和联合查房制度，为患者提供最新诊疗指南或专家共识意见，同时促进各专业协同发展，提升疾病综合诊疗水平和患者医疗服务舒适性。

4.　以提升患者服务为目标，推进远程医疗

为进一步改善患者医疗服务，提升医院综合服务能力，2018年起，医院逐步建立了4套远程医疗系统。积极推进远程会诊、远程胎心监护、远程超声诊断、远程教学、远程手术指导等远程服务，完善了院内远程会诊制度，与上海复旦儿童医院、上海儿童医学中心、东兴市妇幼保健院等开展远程会诊、远程教学、远程病例讨论、远程教学查房、远程手术指导等，与香港中文大学儿科学系开展网络远程交流，不断提升医院的医疗技术水平和服务能力。

（三）专家点评

以医联体为载体促进区域内医疗质量和技术精准提升，优化资源配置，发挥医疗联合体优势，整合推进医疗资源共享。多学科诊疗模式是医疗领域广为推崇的诊疗模式，在打破学科壁垒的同时，有效推进学科建设，实现了医生、科室及医院整体水平的共同提高。远程医疗会诊模式，优质资源得到推广，患者的医疗服务得到了进一步改善，为复杂疑难病情患者的进一步治疗及手术提供了科学的方案。电子病历"无纸化"、打造智慧产科与早孕课堂、孕妇云课堂的融合，实现院内临床医疗与保健一体化。

点评专家：滕苗（重庆市渝北区人民医院）

第十一节　四川省德阳市人民医院：探索改善患者就医体验新模式，促进医院高质量发展

（一）案例背景

德阳市人民医院是一家集医疗、教学、科研、健康管理为一体的三级甲等综合性医院。目前开放床位1839张，在职职工2578人。2020年门急诊量159.14万人次，出院患者6.77万人次，手术3.63万台次，平均住院日8.3天。

近年来，国家把保障人民健康放在了优先发展的战略地位，国家卫生健康委员会在改善人民群众就医体验方面也相继出台了一系列政策。对标政策，医院梳理出在改善患者就医体验工作方面尚存在的诸多不足：一是医院多部门分别进行满意度调查工作，调查内容分散，不成体系，浪费人力物力；二是由本院工作人员负责调查，患者心存顾虑而不能真实反映医院服务品质；三是调查发现的很多问题涉及医院多个流程和环节，部门之间存在扯皮、推诿现象，整体协调亟待解决；四是无渠道了解其他医院改善患者就医体验的数据，难以实现横向与纵向相结合的对比，导致对调查结果的分析不够深入，寻找根本原因及持续改进力度不够等。针对上述问题，医院将"改善患者就医体验"工作作为院长一把手工程，不断探索改善患者就医体验新模式。

（二）具体做法

1．用"第三只眼"发现医院服务短板

医院从2017年引入第三方满意度测评，通过第三方专业机构，从服务流程、服务

效率、隐私保护等26个品质管理模块及入院环节、治疗环节、护理环节等23项过程环节形成系统化调查，帮助医院发现存在的短板，分析可能存在的原因。医院以第三方患者满意度调查为基础，采用品管圈、质量追踪等方法将医院管理PDCA循环常态化推进，不断提升服务能力和管理水平。

2. 建立健全"三级闭环"管理架构和"无缝式"考核体系

2017年，医院成立由院长直管的质量改进专职部门"全质办"，专门负责满意度调查和持续改进，统筹、协调涉及多部门的质量改进工作，并组建了"满意度管理工作领导小组"，由院长、党委书记任组长、班子其他成员为副组长、多个职能部门负责人为组员。领导小组一是负责督导满意度管理执行、二是负责确定院级重点改进指标、三是评估各科室改进落实情况。

2018年，院长麦刚提出并指导建立第三方满意度测评结果绩效考核激励机制，极大地促进了科室对患者满意度的重视及改进。在此基础上，党委书记程雄、党委副书记陈琳、副院长韩杨云又根据实际工作需要，先后组织调整了满意度考核体系和绩效奖励方案。自此，医院形成了改善患者就医体验"院级-部门-科室"三级闭环管理架构和"门诊部-临床科室-医技部门-出院患者"全覆盖无缝隙的患者就医体验测评考核体系。

3. 打破传统模式，探索患者就医体验升级项目

自2018年起，院长麦刚组织全院积极探索基于互联网医院建设的"全生命周期健康管理"医疗服务新模式。从建设"入院准备中心"、"日间诊疗中心"、"大急救平台"、开展"Mayday"救治模式、"全院一张床"、"大科室建设"、"全病程管理"、"妇幼健康管理"等多个子项目着手进行患者就医体验改革，为患者提供更便捷、更舒适的就医模式，不断增强患者就医获得感。

通过第三方满意度调查，真正找到了医院服务的"痛点"，利于改进。第三方调查结果显示，医院门诊、住院患者的满意率呈上升趋势，门诊患者满意率由2017年的72.73%提升至2021年的81.20%，住院患者满意率由2017年的85.91%提升到2021年的94.29%。专职部门和组织构架的建立改变了各部门各自为政、遇到问题责任不清的状态，使得问题能够分层、分级统筹管理，做到了有的放矢。满意度考核绩效机制促进医务人员服务变被动为主动，真正做到以患者为中心。全生命周期健康管理从患者被动就医转变为医生主动管理和联系患者，将过去的"以疾病为中心"转变为以"健康为中心"，为群众提供了覆盖全人群、全周期、全方位的连续服务，进一步提高了患者的就医获得感。

（三）专家点评

该项目针对医院患者就医体验提升工作中普遍存在的患者服务管理不成体系、患者服务盲点发现不准确、患者体验痛点改善不明显、患者体验调查不客观、服务流程改善成效不协调等问题，通过引入第三方满意度测评机制，建立医院内患者体验管理机制，实施三级闭环的改进机制，完善配套的评价考核机制，落实了系列患者体验改善的措施、模式和流程，患者体验获得感取得了突出的成效，基本形成了全人群、全周期、全方位的患者体验服务，具有较好的推广价值。希望进一步加强全员、全过程、全方位的患者服务体系性建设，实现院前、院中、院后的患者满意度提升。

点评专家：吴新春（华润医疗控股有限公司）

第十二节　河北省唐山市第二医院：突出"三导向、三聚焦"，筑牢医患体验根基

（一）案例背景

唐山市第二医院始建于1957年12月，是一所集"医、教、研、康复、急救"于一体的大型三级医院，现开放床位1300张，职工1412人，是国内单体床位较多的骨专科医院之一，也是唐山市唯一一所综合实力达到国内一流的骨专科医院，年门急诊量40余万人次，出院量2.8万人次。

近年来，如何做一家有特色、有责任、有温度、有情怀的医院成为医院管理者思考的首要问题。唐山市第二医院坚守医者初心、担当健康使命，从患者出发、为群众着想，以人民健康为中心，着力管理、技术、服务、质量、空间等诸多层面，突出"三导向、三聚焦"，筑牢医患体验根基，闯出了一条以"大专科、强综合"为发展战略的特色兴院之路。

（二）具体做法

1. 突出目标导向，聚焦能力提升，医院凝聚力空前提升

一是科学制定医院《内部考核评价办法》和《绩效考核分配办法》，根据工作性质和岗位特点设定岗位系数，按照技术含量高低、风险责任大小、工作负荷强弱等因素将绩效核算单元划分为医疗、护理、医技、行政后勤四部分，加大向"高险累"部门的倾斜。3年多来，职工人均收入年度增幅在7%以上，人员支出占比在40%左右，医疗岗位人员绩效工资总体水平比行政后勤人员高出40%，有效调动了医务人员积极性。二是在10个临床科室推行"主诊医师负责制"，为32组主诊医师团队提供施展才华的平台。近3年招聘硕士以上学历人才51人，目前有博士、硕士研究生241人，多年以来从未发生过人才横向流失现象，全院呈现出"人才总量扩大、人才质量提升、人才能量释放"的良好态势。

2. 突出问题导向，聚焦综合治理，患者满意度不断提高

一是经过深入调研对急诊室门口进行了改造，建成了专门为急诊患者服务的放射、功检区，真正实现了急诊抢救零距离，为急症患者赢得更多的宝贵时间。二是将原有的门诊候诊区域改为复查门诊、专科门诊、专家门诊三个候诊区域，同时，医院经过体验

论证后，将冰冷的不锈钢座椅更换为医院自行设计的，专门适用于骨科患者的长条木椅，这些从细节上体察患者需求的人性化举措，大大地提升了患者的就医感受。三是专门为患者打造了患者自助洗衣房和晾衣区，安装了太阳能热水器和专用搓衣板，深受患者及家属的欢迎。在晾衣区还修建了一个具有健身、休闲功能的花坛小院，不但美化了医院环境，还为患者提供了一个休憩、享受阳光的好去处。四是针对疫情好转后医院就诊患者数量增多的现状，及时成立高新技术开发区院区，全力保障患者就医需求和安全。按照平战结合原则，将平时作为健康体检部和内科病房的内科综合楼进行设计改造，建成随时可立即封闭的独立疫情救治基地，为全市疫情防控保驾护航。2018年至今，患者满意度从96.5%提升至98.8%，医疗投诉由15个/万例下降至8个/万例。

3. 突出需求导向，聚焦民生所需，尽显公立医院责任担当

一是全院21个住院病区全面落实责任制护理模式，即责任护士管床包干、相对固定，病床边办公、24小时负责，为每位患者提供连续性、无缝隙的专业照顾和优质护理；设立"健康教育专业小组"，将每周三设定为"健康教育日"，由N4级护士负责，按照科室诊治范围将健康教育渗透到患者就医的全过程，将护士还给患者。着力打造"智慧医院"，推进医疗服务从"院内"延伸到"线上"，为患者带来了"一网通"的全新体验。疫情期间，该院通过网络视频、互联网医疗等形式远程服务术后患者近万人次。二是牵头成立唐山市骨科专业和创伤专业专科联盟，加入北京大学人民医院等医联体，加入中国创伤救治联盟创伤救治中心建设单位。2018年至今，创新开展新技术、新项目40余项，其中前侧入路微创髋关节置换技术在国内处于领先地位，竭力满足了患者高水平的医疗需求。三是依托"中国心肺复苏培训中心"的平台优势，对全市各级各类机构的30余万名市民开展急救知识公益培训200余场。启动"不弯的脊梁"青少年脊柱侧弯筛查康复项目，至今已为70余所中小学3.8万余名学生进行免费筛查，受到广泛好评和关注。"青少年脊柱健康关爱工程"被唐山市委、市政府列入2021年全市民心工程，唐山市第二医院是卫生系统内唯一一家连续两年列入民心工程的医院，赢得市民真诚"点赞"。

（三）专家点评

唐山市第二医院以"三导向、三聚焦"为抓手，突出目标导向，聚焦能力提升，医院凝聚力空前提升；突出问题导向，聚焦综合治理，患者满意度不断提高；突出需求导向，聚焦民生所需，尽显公立医院责任担当。在绩效分配、主诊医师负责制、急诊流程改造、环境条件改善、平战结合、健康教育专业小组、智慧医院、专科联盟等等措施务实有效，既具有前瞻性又彰显为民办实事的公益性，特别是"青少年脊柱健康关爱工程"被列入政府民心工程的重要举措值得推广。但实例多，需要重点深入聚焦到某一领域或者某一项举措，争取获得更大的成就。

点评专家：汪俊（四川省成都市第五人民医院）

第十三节 广东省佛山市第一人民医院：以患者体验为基础，寻找关键问题促进科学改善

（一）案例背景

佛山市第一人民医院始建于1881年，是集医、教、研、预防保健、康复为一体的大型三级甲等综合医院。现有员工3500多名，编制床位2000张，实际开放病床2200张。2019年门急诊量335万人次，住院11.33万人次，住院手术7.75万台；平均住院日7.68天。2018年全国三级公立医院绩效考核评价中全国排名34名，国家监测指标等级A＋。

近年来，国内医疗机构在提升患者满意度方面做了大量的实践和探索，由于各种复杂的因素，许多学者认为患者满意的表达可能隐藏了服务的负面体验。如何真实捕捉到隐藏的负面体验数据以及找准影响满意度的关键问题进行科学有效地改善，常常是困扰我们的问题。医院于2013年始，以患者体验为基础，以问题为导向开展满意度体系建设工作，取得了一定的成效。

（二）具体做法

1. 完善就医全流程服务评价体系，保证评价质量

统一平台、大部管理：医院将门诊部设为医院服务品质管理部门，下设"客户服务中心""医院满意度管理中心""住院床位管理中心"。"客户服务中心"配备12名工作人员，为患者及客户提供诊前、诊中、诊后一站式服务，并提供"一站式投诉管理"，患者不再投诉无门。"医院满意度管理中心"配备5名专职工作人员，提供门诊、住院、出院患者常态化的访谈；医患沟通、出院患者随访。"住院床位管理中心"配备10名工作人员，提供入院前准备、入院床位统筹预约、入院健康教育等住院服务工作。大部的管理机制，方便掌握就医全流程服务品质及患者的体验，统观全局，减少由于部门职能设定的局限导致的沟通壁垒或是管理盲区。

全流程服务品质评估系统：对门诊、急诊、在院、出院、体检患者就医体验进行评估，涉及13个门诊、9个住院就医环节，评估范围包括67个临床科室，更加客观全面反应医院服务品质。

设计医疗服务质量考核指标模型：从建立满意度管理架构情况、综合满意度、服务及时性、投诉管理、持续改善情况、爱心活动开展情况六大方面对科室服务质量进行综合考评，每季度考核结果与科室绩效挂钩，以促进科室对此工作的重视并整改。

2. 多途径倾听患者心声，获取真实信息

通过现场访谈、出院电话随访、一站式投诉、医患沟通会、民生直通车热线等多途径听取患者"原声态"的声音。坚持每天常态化的访谈机制，扎实、真诚地走进患者进行访谈，对满意度低的环节鼓励患者说出真实的体验感和需求，以便医院找出原

因促进改善。面对面的访谈成为医院与患者有效沟通的桥梁，一方面发现不足时可以及时进行服务补救，另一方面可以向患者表达医院在改善服务中的用意、出发点，达到信息互通，增进彼此的了解。

用精益思想面对问题，促进科学改善。医院满意度管理部门在将收集到的患者就医体验问题反馈给相关科室时，常常会遇到"这个问题与我们没有关系""我们尽力了""没有办法解决"这种尴尬的回复。众多问题难以改善的症结与缺乏科学解决问题的意愿和能力相关，而科学解决问题首先是需要发现问题，准确定义问题，从而清晰沟通问题。其次是对问题达成共识，运用科学工具进行解决。

用精益思想发现问题、定义问题、选出问题，利用精益思想中"现状与期望水平之间的差距就是问题"的原理与科室进行沟通，达成共识后面临的是如何选择问题。我们紧紧围绕四个方面进行选取：一是与医疗安全质量相关的，如有安全隐患、有相关专业指标要求等；二是与患者满意度相关的，投诉抱怨最多的事情，运用二八法则准确找出问题，如患者等待时间长、就诊折返次数多等；三是与员工相关的，工作负荷、劳动强度、工作态度等；四是与科室运营效率相关的。选取痛点、难点、敏感点问题作为优先级解决，并通过问题清单形式列出。

成立疑难问题管理MDT团队，开展改善项目。MDT团队主要由职能科室、各科室负责人、联络员组成，对涉及多部门的问题、反复出现的问题，通过管理MDT的方式跨部门协作处理，对于需要医院层面解决的疑难问题，院领导也亲自参与。定期活动、现场观察，如针对胃肠镜预约检查失约率高的问题，开展"降低胃肠镜预约检查失约率"项目活动，通过现状调查、原因及数据分析、改善行动，达到降低失约率，减少资源浪费的目标。

通过院-科-个人三级服务质量管理机制，提升不同层级人员解决问题的能力。医院层面由医院服务质量评价委员会、门诊部负责人；科级层面建立服务质量管理联络员；个人层面由每个员工为自己服务质量负责。定期开展医学人文、服务行为与技能、精益管理、PDCA等管理知识的培训，要求服务质量联络员每季度对科室服务质量进行分析，形成共同寻找问题的氛围，提高解决问题的能力。

（三）专家点评

该医院通过职能部门大部制的调整，掌握就医全流程服务品质及患者的体验，提高了工作效率。医院设计医疗服务质量考核指标模型，建立全流程服务品质评估系统，客观评价医院服务品质，并全方位对科室服务质量进行综合考评，将结果与绩效挂钩，促进科室及时整改和对提升患者满意度工作的重视。医院从多途径收集患者就医体验，应用相应的管理工具，列出问题清单，成立疑难问题管理MDT，及时做好改进工作。该医院在提升患者满意度方面的实践和探索有一定的借鉴价值，特别在调动科室积极性和促进跨部门协作等方面。

点评专家：康德智（福建医科大学附属第一医院）

第十四节　河北省邢台市第九医院：开设疑难病门诊为疑难病患者解疑难

（一）案例背景

河北省邢台市第九医院/巨鹿县医院成立于1948年，是集医疗、教学、科研、预防保健、养老、康复、急诊急救为一体的三级综合医院。医院运行及正在建设一院五区，总占地面积23.3万余平方米，运行建筑面积13万平方米，现有职工1241人，编制床位1099张，开放床位1488张。

医院的主要患者群体经济收入低，在基层卫生院诊断不明确的情况下，无力到上级医院具体确诊病情。患者就医途径单一，就诊信息不对称，人脉有限，没有获取准确看病的渠道。此外，由于现代医学发展越来越精细化，学科划分越来越专业，一个学科难以充分诊断疑难病。而大型医院人满为患，可能发生"查体不全、问诊不细"的情况。为解决上述问题，医院从2020年3月31日成立了疑难病门诊，院长每周二亲自接诊、会诊、随访。同时不断创新工作机制，完善工作流程，制定多项惠民举措。

（二）具体做法

1. 成立疑难病诊疗团队

成立由院长为组长，张迎秋副主任医师为副组长，3名研究生、1名主治医生、1名心理医生为组员的疑难病诊疗小组，每人从不同的角度，提出诊疗方案，共同为疑难病患者诊治。每周二院长亲自坐诊。

2. 制定疑难病接诊流程

从预约-接诊-会诊-随访各个环节，都制定了流程。每周二上午集中接诊，按照"问诊要全，查体要细"的原则，每位患者接诊时间不少于30分钟，不惜时间成本，全方位、多角度询问患者病情。周二下午根据患者病情，组织院内会诊。对于院内会诊效果不理想或无法明确诊断者，积极为患者申请远程会诊，或者请院外专家来院集中为患者会诊。每周利用下班时间，选择典型病例或者针对接诊过程中遇到的疑难疾病进行学习、讨论。

3. 接诊、会诊不收取任何费用

有的疑难病患者需要多次远程会诊，或者多次请院外专家来院会诊才能确定疾病，目前疑难病患者的接诊和会诊（包括远程会诊、院外专家会诊）不收取患者任何费用。以实际行动践行发展医院、回报社会的办院宗旨。

4. 建立疑难病终身随访机制

疑难病诊疗小组刚成立的时候，院长说过一句话："要把每位来到疑难病门诊的患者终身随访。"医院疑难病患者的随访有三种，住院病房探视、电话随访和家访。通过住院探望、电话随访、家访，能及时了解患者的家庭情况以便进行更有针对性的治疗，同时为患者提供一些力所能及的帮助。随访体系建立的三大好处：第一，给予患者充分的心理安慰、人文关怀，提高就医获得感；第二，通过随访保持与患者的联系，及时把控患者病情并进行管理；第三，医生通过患者的病情动态掌握第一手资料，对于自身医术的提高有很大的帮助。

5. 利用多种方式进行宣传

利用在院内张贴海报、电子屏播放、县域内健康宣教、公布疑难病门诊联系人电话、微信转发、电视台宣传、亲友推荐等多种方式，向患者告知疑难病诊疗范围、预约方式和接诊时间、地点，扩宽宣传渠道，增加联系方式，为疑难病患者诊治提供最大方便。

（三）专家点评

医院院长应该充分了解当地的患者人群结构和就医结构，结合医院的专家团队和人力资源，建立多学科诊疗团队，将内科系统、外科、急诊、影像学、功能学和检验病理等资源组合起来，医院有专人负责组织，针对患者病情组织多学科会诊，不同学科的医生从不同的角度，对患者做出精准的诊断，并根据其危险程度，对哪些疾病是可以和患者"和平相处"的、哪些疾病药物治疗即可、多学科在用药上是否有禁忌、哪些是威胁患者生命和近期给患者带来危险的、是否需要手术、是急诊手术还是择期手术、怎样为手术的成功做准备、手术的危险是什么、需要住院的时间、多长时间需要复诊或随访一次及多长时间需要调整治疗方案等做出科学判断。最后给患者指出几种治疗途径，清晰指出各种治疗的利弊，供患者和家属选择。当然在诊治过程中如果加上适当的心理安慰就更加优化患者的就医体验了。

点评专家：陈方（清华大学附属垂杨柳医院）

第十五节 北京市医院管理中心：发挥集团化管理优势，提升患者就医体验

（一）案例背景

北京市医院管理中心（以下简称"市医管中心"）是北京市卫生健康委归口管理的事业单位。根据市政府授权，负责履行22家市属医院的举办职责。市医管中心自2012年开始委托社会第三方评价机构独立开展患者满意度调查，采用门诊患者现场拦访、出院患者电话调查的方式进行评价，从患者体验角度出发，动态监测医院整体服务效果，为提升医院管理水平提供数据参考。但如何应用患者满意度评价数据持续改善服务尚需进一步探索。

（二）具体做法

1. 探索"互联网＋"评价模式，拓展调查覆盖范围和调查内容

市医管中心在原有调查形式的基础上，依托京医通挂号平台，对已完成门诊诊疗的患者微信推送满意度问卷，保证调查结果真实可靠。目前每月各市属医院回收问卷量达十万条，显著提升满意度评价覆盖范围。同时，不断完善问卷内容，针对各医院共性问题设置多层次结构化追访题目，通过对患者不满意情况（选择"不满意"和"很不满意"选项的情形）追问追访题目，收集患者不满意线索，并设置开放性问题收集患者个性化意见建议，设置分类标准，为医院改进服务质量提供数据支撑。

2. 聚焦共性问题，构建集团化患者满意度提升工作机制

市医管中心自2017年起探索建立患者满意度闭环管理系统，并于2020年在全部市属医院推广使用，每月将患者满意度评价过程中收集的不满意线索和开放性意见分发至各市属医院，医院对不满意线索进行分析研判，分级分类处理，立足医院实际制定整改计划和方案，纳入台账进行督导落实，并每月向市医管中心报送整改进度，定期对整改措施进行效果评价，确保闭环管理出实效。同时，指导医院建立起院内患者满意度闭环管理工作组织体系，逐步完善院内患者满意度精细化调查方案、建立院内闭环管理沟通协调机制、台账管理机制、效果评价机制和绩效考核机制，推动患者满意度提升工作长效化、系统化。

3. 探索集团化管理模式下的患者体验提升路径

市医管中心肩负市属医院举办职责，在集团化管理模式下如何提升医院核心竞争力方面做了很多积极探索。各市属医院在患者体验方面存在共性和个性的问题，针对共性问题，市医管中心设置多层次结构化问题收集不满意线索，并定期分发至各医院闭环管理，形成整改外闭环；针对个性问题，市医管中心指导医院开展精细化调查，并统一收集患者开放性意见、建议分发至医院进行分析处理，形成整改内闭环，从而实现患者体验提升双闭环系统。

4. 发挥患者体验评价数据在提升医院核心竞争力中的作用

通过建立评价问卷动态更新机制，持续完善评价内容，将问题设置从评价导向逐步调整为评价整改双导向，在评价的基础上不断提高问题的针对性和可整改性，聚焦医院服务缺陷维度，兼顾就医流程各服务环节，切实发挥患者满意度数据对提升医院管理水平和服务能力的重要作用。

（三）专家点评

北京市医院管理中心的案例具有鲜明的特点：一是充分利用互联网信息服务平台，通过目标群体的线上问卷调查，做到调查面广、方便、准确和节约调查人力时间成本；二是充分利用获得的调查大数据进行评估分析，找出影响患者满意度的共性和个性问题，通过建立内、外"双闭环"工作机制，有效改进和提升患者就医满意度；三是充分利用集团化管理优势，系统评价和精准聚焦医院服务的缺陷维度，建立有效的评价考核机制，提升医院核心竞争力。

该案例对住（出）院患者如何开展线上调查没有涉及，应考虑一并纳入。针对线上调查中普遍存在"不满意"或"很满意"的患者愿意参与问卷的现象，如何科学设计问卷内容，使反馈的信息能真正反映出存在的问题应充分重视。该案例具有很好的推广应用价值。建议各地各医院普遍开展公开、公平、便捷的患者满意度的线上测评工作，建立科学的评价和闭环管理机制，推动公立医院高质量发展。

点评专家：马伟杭（清华大学医院管理研究院）

第十六节　广州市黄埔区红山街社区卫生服务中心：
做好医防融合，改善患者就医体验感

（一）案例背景

广州市黄埔区红山街社区卫生服务中心现有建筑面积11400平方米，下设一个护理站、二个社区卫生服务站、三个功能社区门诊部。中心现有309人，其中医务人员245人，全科医生18人，住院部开放综合病床220张。2021年上半年门诊量15万余人次；2021年上半年出院1389人次。辖区内常住居民5万人左右。

长期以来，黄埔区红山街社区卫生服务中心全科医生负责看病、诊疗，公卫科负责服务中心的全部国家基本公共卫生项目的管理。两个部门相距约400米，分属两个部门管理；两个部门分别使用不同系统，系统之间数据不兼容；医生主要负责签约、看病、开药等临床诊疗工作，公卫科定期收集、导入数据信息完成报表，上报疾控部门；而65岁以上老年人健康管理由体检科完成。这种管理和流程存在以下问题：公卫科负责全部国家基本公共卫生项目管理，不看病、不管理患者，只收集录入资料完成报表，资料录入不及时、信息不完整、事后无法弥补，因而无法保质保量完成项目管理；医生忙于看病、开药，医患互动交流不足，看病同时无法完成建档、签约、慢病管理等项目管理要求；体检科对老年人体检后资料存于体检系统，虽然有体检报告，但临床医生看不到，无法掌握老年人的健康状况。由此产生的不良结果：不但使国家各项公共卫生项目无法完成，而且电子健康档案建档率和健康档案动态使用率极低、为完成指标签署了大量免费服务包（签约不履约）、基本服务包寥寥无几、各种慢性病管理率均不达标、老年人宁愿放弃免费体检使65岁以上健康管理率上不去；对居民、患者的影响更大：签约欲望不强，碍于面子只签约免费服务包、慢性病患者来看病实际上是要求照方开药，无法落实慢性病管理，患者对医生的要求低、技术水平认可度低、服务满意度低；居民就医体验差，获得感不强。

以往认为是临床医生对公共卫生项目的意义和要求不理解、医生的技术水平不够、医生为患者服务的意识不强等原因造成的，因而解决的方法是定期、不断对医生进行国家基本公共卫生管理、慢病诊疗水平、综合服务能力、服务态度等方面的培训、考核，加上调整相关绩效方案等措施，但成效甚微。分析以上原因主要是没有真正做到医防融合。在医防融合的主体责任、人员配置、场地、流程以及系统上都存在严重的不合理和欠科学的问题，直接影响公共卫生项目的落实、医生的积极性、居民和患者就医的体验感。

（二）具体做法

1. 改革主体责任

由临床医生作为责任主体，除完成诊疗外，同时负责建档、签约、慢性病随访、老年人健康管理。

2. 建立家庭医生助理团队

由护师、健康管理师、营养师、医保专员等组成，主要职责：医生出诊时配一名助理与医生同时出诊，在医生看病时，助理配合医生对患者即刻进行建档、资料信息录入、签约、预约服务，班后进行资料汇总、系统间资料核对、形成报表上传公共卫生系统。

3. 调整工作场地

采用"一医一助一诊室"方式：在每个诊室的医生对面设置医生助理办公台和电脑，安装家庭签约和公共卫生管理系统，医生和助理"面对面"完成相关性工作，即在医生看病的同时完成建档、签约、慢性病管理数据填报、预约体检等工作。

4. 改革工作流程

医生工作流程改为：患者来诊，医生问诊、病历书写、合理地检查，治疗过程中必须关注患者是否诊断明确、是否需要进一步病情评估、是否传染病（须报卡）、病情是否稳定、是否需要住院、是否需要转诊转治；必须关注患者是否建档、签约；如是慢性病，是否完成随访、健康管理；如是老年患者，是否完成年度体检、健康管理服务、疫苗注射等。及时将上述信息与对面助理交流反馈，指导助理完成上述内容核实、补充、管理计划落实。

助理工作流程改为：当患者来诊，在医生给患者看病的同时，助理在系统上查询患者信息，了解是否建档、签约；如是慢性病，是否完成随访、管理；如是老年患者，是否完成体检、健康管理等。及时与医生交流反馈，与医生诊疗系统进行信息核对；当确定某项信息未完成时，立刻予以补充完成，如立刻建档、签约、完成体检、随访，或是与患者预约完成时间；当本班结束时，所有修改信息完成各系统（医保、诊疗、签约）间审核，完成报表后本班结束。

5. 小结

将原来由公卫科主导的公共卫生项目交给医生（全科）负责，医生在看病的过程中完成健康管理，落实医生主导的健康管理与疾病诊疗相结合模式；成立医生助理团队，在医生指导下协助医生完成诊疗以外的各项患者健康管理内容，更好地完成医防融合工作；切实减轻医生负担，使医生专心做好诊疗和患者交流工作，改善患者就医体验；创造条件使医防紧密融合，如本中心尝试的"一医一助一诊室"方式，效果显著。

（三）专家点评

该案例通过改革主体责任、建立医师助理团队、调整工作场地、改革工作流程4个方面举措，在减轻医生负担、改善患者就医体验的同时，更好地完成了医防融合工作，管理效果显著，并建立了具有可推广意义的工作模式。在推广中，建议各基层卫生服务中心积极与上级医疗机构建立医联体合作关系，在人员培训、机构管理、疾病转诊等方面获取更多的支持和帮助，以进一步提升基层卫生机构的服务水平和患者满意度，推动我国分级诊疗制度的深入落实。

点评专家：付卫（北京大学第三医院）

第十七节　复旦大学附属中山医院：导航护士角色在改善住院患者体验中的探索与实践

（一）案例背景

复旦大学附属中山医院是一所大型综合性三级甲等医院，现核定床位2005张，职工5043人，2020年门急诊人次达398.15万，住院人次达15.55万。随着多系统、多阶段的综合疾病诊疗模式的建立，患者的治疗场所渐呈分散性，往往涉及多学科、多部门，患者需求也日益多元。

与患者连续性、整合性照护需求不相匹配的是当下碎片式、割裂式的医疗服务体系，随着医疗服务需求与供给的差距日益加大，目前医疗系统的关注点主要聚焦于住院期间的患者照护，对于患者住院前和出院后需求缺乏足够的资源投入。因此，如何协调医疗卫生资源、合理满足患者多元化需求、改善患者就医体验成为医院管理者思考的难题。

（二）具体做法

2019年9月，医院胃癌医学中心与护理部联合设置胃癌专病导航护士（Gastric Cancer Nurse Navigator，GCNN），遴选标准为：职称为主管护师及以上；具有10年以上胃癌外科临床工作经验；具有临床带教经验。符合入选标准的护士主动报名后，多学科团队优先选择具有良好的患者沟通以及多学科沟通能力者担任GCNN。

1. 构建导航工作模式

为规范导航护士岗位的管理，在借鉴美国肿瘤护理协会（Oncology Nursing Society，ONS）对肿瘤导航护士角色的定义和岗位职责界定的基础上，针对胃癌患者就医过程中诊疗不连续的主要环节，初步制定了《胃癌专病导航护士岗位说明书》，强化临床实践过程中的薄弱环节，界定GCNN的角色功能和岗位职责，建立连续的、全程的癌症治疗过程。开展初期，胃癌医学中心与护理部针对导航护士工作模式建立对话机制，每月组织一次导航护士工作内容探讨会，及时沟通工作中出现的问题，听取团队建议，不断完善工作流程。最终，借鉴国外文献报道中的成熟体系，结合本院及胃癌专科的临床实际情况，不断地探索、总结、创新适宜的导航护理工作内容，建立了涵盖门诊-住院-出院三个环节的"无缝隙闭环式"的护理模式。

2. 优化患者入院前管理

多学科团队将入院等待期作为打造连续性癌症治疗过程的关键环节之一，并建立了胃癌患者院前管理的实践模式：建立胃肠外科门诊医生与导航护士工作联络群；门诊医生将符合手术指征，拟行择期手术治疗的患者，转介至导航护士；导航护士将患者术前评估由入院后前移至门诊，在门诊开具住院证后对患者进行综合评估，包括营养不良风险、静脉血栓风险、跌倒风险等；导航护士有效利用胃癌患者从门诊诊断到手术治疗这一段时间，根据评估结果，制定合理的预康复方案，通过微信公众号和工作群高效开展院前干预，在术前纠正患者可逆的危险因素，包括运动锻炼、营养教育、戒烟戒酒、呼吸功能锻炼、心理干预等，改善患者身体机能与心理状态；对于胃癌患者伴随的常见慢性内科问题如高血压、糖尿病等，在指导其开展生活方式调整的同时，进行有效的转介服务，指引其至相关专科门诊进行针对性的干预治疗，优化患者身体功能状态，增强个体体能的储备，使其以更好的营养、功能、心理状态面对手术应激，提高手术耐受性；明确住院时间后，及时通知患者，并详细解释入院流程。

3. 畅通入院后医患沟通机制

胃癌医疗中心成立多学科团队小组，包括胃癌组主任医师及若干名主治医师、营养师、技师、康复治疗师、护理部主任、外科总护士长、胃癌病房护士长及导航护士等，其中导航护士担任团队成员之间及患者与多学科团队之间的纽带，每日开展患者床旁访视，倾听患者声音，及时解答患者在诊疗过程中的疑问，无法解答时及时向医疗团队反馈，发挥组织协调者的作用，促进医患沟通。例如，床旁访视过程中发现胃癌患者对出院后进食频率、食物类型、饮食过渡等困惑较多，遂与多学科团队（胃癌组医生、胃癌病房护士长及临床护士、营养科等）沟通，共同探讨改善方案，并制定适合胃癌患者出院后的饮食指导宣传单页，并附有详细食谱、进食时间点、饮食过渡时间推荐、食物图片等，于出院时发放，患者能更直观了解术后饮食类型过渡。

4. 开展多模式健康教育

从患者门诊就诊启动导航模式至出院后随访，在传统床位护士床边宣教的基础上，采用多种宣教模式进行全程多节点健康指导，落实胃癌精准干预措施，同时沟通协调多学科团队工作，达到无缝衔接。

床旁访视：对各普外科病房围手术期胃癌患者实施住院期间2～3次床旁导航干预，进行个性化健康教育指导，内容包括：术前检查指导、手术前指导、术后指导、早期活动指导、呼吸功能锻炼指导、术后饮食指导、出院指导、随访指导等；对床旁访视时胃癌患者关注度比较高的问题，如手术前/后注意事项、出院后饮食类型的过渡、随访等，制作胃癌围手术期相关健康指导宣传单页，定时发放给患者及家属，供其读阅学习。

宣教视频拍摄与滚动播放：多媒体更直观地让患者了解胃癌围手术期相关知识，使文化程度低的患者更能理解及接受。因此，导航护士制作相关宣教视频并在各科室滚动播放，有效加强患者对胃癌术后康复、随访等知识的了解，增加依从性及执行率，有效降低术后并发症的发生。

患教会：导航护士每季度举办一次患教会，每次1小时、2个主题。采用线上（腾讯会议）、线下相结合的模式，邀请住院/随访患者及家属，对其进行全程系统的健康指导教育。

（三）专家点评

该案例通过GCNN岗位的设置，明确GCNN的角色功能、岗位职责及工作模式，充分发挥其在胃癌患者"门诊-住院-出院"全程无缝隙闭环式管理中的作用，为胃癌患者提供连续多维度的护理。对促进胃癌患者早日康复、减少并发症及提高对疾病的认知起到了积极的作用，同时满足患者多元化需求，提升患者就医体验。该案例的经验与举措在改善患者就医体验和提高医疗服务水平等方面具有推广的意义和价值，建议可在外科专病患者或日间手术患者中进行尝试与实践，专病导航护士岗位可由相应专科或专科体系资深护士兼任，既节约人力同时又能够发挥专病护士在多学科团队中的沟通、协调及转介作用。

点评专家：陆晨（新疆医科大学第一附属医院）

第十八节　北京医院：应用峰终定律优化入出院流程

（一）案例背景

北京医院占地面积55 800多平方米，建筑面积227 788平方米，现有床位1328张，职工3300余人，医院设有临床和医技科室48个，长期承担着中央领导干部的医疗保健任务及15 000余名司局级以上干部医疗保健任务和80余万参保人员的医疗保险工作。同时，还接待大量京外各地转诊的疑难危重患者。北京医院有承担多次国家大型活动、重要会议的医疗保健工作的经验和能力，曾多次出色地完成外国元首的医疗保健任务。2015年3月，原国家卫生和计划生育委员会正式批复同意在北京医院设置国家老年医学中心。2016年7月，获批成为国家老年疾病临床医学研究中心。2019年，成立中国医学科学院老年医学研究院。作为国家老年医学"双中心"及"双主委"所在单位，多次受科技部和国家卫生健康委员会委托，为国家和政府部门建言献策、制定老年医学相关的政策和指导文件。

2018年7月前，医院入出院流程涉及门诊诊室、病案室、住院处、住院收款处、护士站、住院药房六个部门。原流程入院环节至少需要患者前往病案室、住院办理处、住院收款处三个地点排三次队，出院环节需等待护士取药，再前往住院办理处、住院收款处排两次队才能完成。作为一名来院就诊的患者对医院整体布局必然不甚熟悉，在患病焦虑的情绪下花费时间寻找不同部门并反复排队，极易产生不满的情绪，患者体验较差。并且，由于是纸质住院证，床位占用情况无法在信息系统中实时显示，接诊医生无法掌握本科室床位占用及等待入院情况，无法准确告知患者预计何时能够收入院，这种不确定性又进一步增加了患者焦虑情绪。

（二）具体做法

峰终定律认为在"峰"（peak）和"终"（end）时的体验，主宰了对一段体验的好或者坏的感受，而与好坏感受总的比重以及体验长短无关。为积极响应国家"健康中国"号召，落实健康中国战略，医院基于峰终定律的理论，采用德尔菲法对医院行政管理人员及临床科室医务人员分别进行了匿名调研，专家最终一致认为患者办理入院环节作为峰终定律中的"峰"，而在患者办理离院环节应作为峰终定律中的"终"，并判断出优化患者就诊体验的瓶颈环节即为入出院办理流程。

2018年6月，医院医务处牵头，召集门诊部、信息中心、护理部、财务处等多个职能处室召开协调会，对现有入出院流程进行改进。

新流程入院时，医生在系统中开具并填写住院证，患者信息通过信息系统直接推送至病案室、住院办理处、住院收款处、医生办公室、护士站，患者无须携带纸质住院证，直接前往住院收款处交押金，然后前往护士站入院，一站式办理完入院流程。出院时，医生开具出院带药医嘱，信息系统自动审核出院带药，审核结果推送至护士站，护士站办理离院手续，患者仅需前往住院结算科完成结算即可。

入院新流程实现了患者在门诊就诊开住院证，系统根据患者不同身份直接分配病案号，省去了前往病案室排队建病历号、住院办理处的环节，将旧流程排3～4次队缩减到仅需要患者前往住院收款处排队交一次押金，极大地简化了入院流程，提升了患者满意度，并且在接诊医生的工作站即可实时查询本科室床位使用情况，等候入院患者人数，能够告知患者预计收入院时间。

出院环节中出院带药系统省略了护士装订、打印、运送出院带药医嘱等环节，实现中心药房出院带药电子审批、电子摆药的功能。出院带药电子处方功能的应用，加强了电子审核功能，从人工审批转变为智能审核，配合自动摆药机，大大缩短了患者出院等待时间。此外，如遇急危重症患者，接诊医生还能够通过绿色通道办理入院，实现"先诊疗，后付费"，省去排队交押金的环节，为患者进一步赢得宝贵的抢救时间，并且，入院服务新流程还实现了全院床位的动态管理，各临床科室空置床位在下午4点后全部向临床各科室开放，实现全院统一调配，使病床资源得到最大化地利用，这对提高医院的经济效益、改善病房的管理、挖掘医院的内部管理潜力、保障患者更好地享受公平公正的就医环境具有非同寻常的意义。

与此同时，医院针对入院前的大型检查等候时间环节也加以改进，核磁、CT、超声检查全部实现分时段预约，医生通过门诊工作站即可进行预约，在检查单上显示检查预约时间，预约检查时间可精确到半小时至一小时之内，患者在就诊时开具检查申请单直接实现了HIS内分时段预约和一站式交费，有效减少了患者入院等候时间和往返奔波次数。

在改革过程中医院充分认识到，由于患者与医生之间存在信息不对称，患者对医院进行满意度评价时，对医疗服务流程的优劣、有无吸引力的新技术更为重视，而对医疗技术是否真正有效却难以客观评价。根据峰终定律改善入出院流程，能够分别在患者入院的第一个环节和出院的最后一个环节有效提升就诊满意度，利用整体的流程优化使其忽略诊疗过程中的不适，在很大程度上提高患者就医整体满意度，患者满意度的最终积累会逐渐转变为口碑，进而形成品牌效应。

（三）专家点评

该案例整合简化整个入院流程，通过信息化统筹全院床位，通过入院前的大型检查精准预约，有效减少了患者的入院等候时间，这些经验具有可推广价值。

医院基于峰终定律，采用德尔菲法，经专家确认"峰""终"，但专家均为医院行政临床科室医务人员，是否能完全代表患者的真实感受和认知，尚需对住院患者进行广泛调研。同时，尽管接诊医师生的工作站可实时查询本科室床位使用情况，而各临床科室空置床位全天应该是动态变化中，医生现场难以准确估计大概住院时间，有时出入大时会引起患者不满或医患纠纷。建议对患者通过手机信息推送具体入院时间更为妥当。此外，患者就诊开具检查申请单时直接实现一站式交费，如果患者最终没有进行相应检查会另走退费流程，会让患者产生新的不良体验，走退费流程也会让患者花时费力。可考虑采用检查前相关医院APP预收费，检查后电脑系统自动确认扣费的形式加以改进。该案例中针对出院带药电子处方功能的应用，从人工审批转变为智能审核，后期建议结合预出院制度的建立，出院前一天开具预出院医嘱，同时开具出院带药，出院当日直接出院，最大地缩短患者出院等待时间。

点评专家：靖树林（江苏省泰兴市人民医院）

第十章 总结与展望

第一节 患者体验改善是"健康中国行动"的重要组成部分

党的十九大报告提出，人民健康是民族昌盛和国家富强的重要标志，要完善国民健康政策，为人民群众提供全方位、全周期健康服务。2016年10月，中共中央、国务院印发《"健康中国2030"规划纲要》。2019年7月，国务院印发《国务院关于实施健康中国行动的意见》，成立健康中国行动推进委员会，出台《健康中国行动组织实施和考核方案》，制定印发《健康中国行动（2019—2030年）》，统筹推进组织实施、监测和考核相关工作。改善患者就医体验、提升医疗服务水平正是"健康中国行动"的重要内容之一。

为落实党中央、国务院的决策部署，进一步推进"健康中国"建设，国家卫生健康委员会批复成立国家医患体验研究基地，通过搭建"健康中国行动患者体验大数据平台"，获取居民对医疗机构在医疗服务能力、医疗服务质量、健康宣教、安全用药等数据，发挥大数据平台的数据价值，反映健康中国行动的成效和问题，为健康中国行动有效实施提供数据支持与辅助决策支持。

本研究发现，2018—2020年随着改善医疗服务行动计划持续推进，以及县级医院综合能力建设提升，全国二、三级医院住院患者就诊体验稳定维持在较高水平，门诊患者就诊体验则有较大提升空间。伴随社会资本的持续流入以及群众对健康需求的提升，社会办医的患者就诊体验明显优于公立医院。今后，国家医患体验研究基地将发挥政策研究智库的作用，发挥数据价值，继续为健康中国行动有效实施提供数据支持与决策支持。

第二节 患者体验是国家卫生健康评价体系的有机组成部分

《三级医院评审标准（2020年版）》强调要增强患者就医获得感，加强医疗服务人文关怀，构建和谐医患关系。明确要求医院制定满意度监测指标并不断完善，定期开展患者和员工满意度监测，改善患者就医体验和员工执业感受。《国务院办公厅关于加强三级公立医院绩效考核工作的意见》（国办发〔2019〕4号）中，也明确将满意度评价和改善就医体验作为公立医院绩效考核四个维度之一，并将其与选拔干部、薪酬绩效挂钩，推动医院贯彻以人为本的理念，采取综合措施解决群众看病就医的痛点、堵点问题，改善医务人员的工作生活条件，提升人民群众和医务人员的获得感、幸福感、安全感。

不断增进人民群众健康获得感是深化医改、推进健康中国建设一以贯之的出发点、落脚点和根本价值取向。目前，国家卫生健康委员会已将全国二级及以上公立医院全部纳入全国医院满意度监测平台，开展线上监测，国家医患体验研究基地受领任务对全国167家医疗机构开展了线下复核校验工作，为全国三级公立医院绩效考核工作提供了数据支撑。国家医患体验研究基地已将全国千余家医院纳入国家医患体验大数据智能云平台，开展深入分析与持续改进。当前患者体验的评价和管理，已成为国家卫生评价体系的重要组成部分。以公立医院绩效考核和医院满意度评价为导向，以改善医疗服务行动为重要途径，医疗卫生机构正在着力提能力、优服务、建体系，努力让群众就医获得感更强、满意度更高。

第三节　患者体验对现代医院管理的重大意义

构建现代医院管理制度的重要导向之一，是推动医疗服务从传统的"以疾病为中心"向"以患者为中心"转变。患者作为接受医疗服务的关键对象，是临床服务的核心体验者。基于患者体验推动医院管理工作的改革创新，从患者的视角获取对医疗服务的体验感知，深入了解患者需求和偏好，进而掌握患者的关注重点、实际体验和就诊期望，以此作为医院管理品质提升的重要依据和参考，更有益于满足患者需求，改进患者体验，提升患者满意程度。

以患者需求为导向的服务理念已成为现代医院管理改革的核心思想之一。原国家卫生计生委、国家中医药局2015年发布的《进一步改善医疗服务行动计划》中明确提出，"坚持以病人为中心"，以创新举措切实增强人民群众获得感。从国家医疗卫生政策导向可以看出，患者体验管理对于改善医患关系具有重要作用，已经成为新时期医患关系改善的新途径，并成为现代医院管理创新应用的重要方向。

患者就医体验评价对标等级医院评审和医疗质量安全核心制度等多项医院建设标准和要求，通过对各关注点影响因素的层层分解，梳理出细化指标。从医疗行为过程环节分析，可以反映入院环节、接诊环节、查房环节、治疗环节、护理环节、辅检环节、服务感知环节、投诉环节、价格感知环节、导视环节、后勤环节、身份核查环节和手术麻醉环节等13个就诊环节的管理情况；从医院品质管理维度分析，可以反映技术能力水平、诊疗措施落实、工作执行效率、诊疗效果、辅技支持、服务流程、服务效率、服务态度、服务效果、知情同意、患者隐私保护、患者安全、后勤保障、导视管理、安保管理、费用管理和诊疗性价比感知17个管理模块的管理水平。基于患者就医体验数据，从医疗行为过程环节和医院品质管理模块两个分析维度，可构建双螺旋架构的分析体系，完整反映医院及科室的品质管理现状，辅助查找问题环节和管理方面的短板漏洞，提出优先改进建议并重点监测执行效果，从而帮助医院和科室持续提升医疗服务品质。

患者就医体验推动医疗服务从"以患者为中心"的管理视角，帮助医院管理者由简单的医院内部管理模式向医院内部管理与服务对象管理相结合的新型管理模式转换。基于患者体验推动医院管理工作的改革创新，从患者视角获取对医疗服务的体验感知，深入了解患者需求和偏好，进而掌握患者的关注重点、实际体验和就诊期望，以此作为现代医院管理品质提升的重要依据和抓手，可促进医院不断提升医疗服务水平。

第四节　患者体验帮助医院全面提升管理水平

和谐的医患关系是构建和谐医院的前提条件，患者是医院最好的宣传员，他们用切身的体验来扩大对医院的宣传，向社会传递医院的正面舆论，能够吸引更多的患者来院就医；反之，患者体验质量低则使更多患者转向其他就医机构或求助其他就医途径。因此，患者体验管理不仅是衡量医疗服务质量、客观反映医疗机构社会效益的重要测评指标，而且已成为构建和谐医患关系的重要考量指标，医患关系的好坏将直接影响医院的建设和发展。患者就医体验的过程既是一个感知体验过程，也是一个情感体验过程，这两个方面的结果构成了患者体验的质量。研究患者体验质量评价体系，对于进一步完善医疗服务质量管理理论，指导医疗机构提高医疗服务质量，最终赢得患者的信任具有重要的理论和实践意义。

2018年国家卫生健康委员会发布《关于印发医疗质量安全核心制度要点的通知》，通知规定了在诊疗活动中，对保障医疗质量和患者安全发挥重要的基础性作用的医疗质量安全核心制度，要求各级各类医疗机构按要求完善本机构核心制度、配套文件和工作流程，加强对医务人员的培训、教育和考核，确保医疗质量安全核心制度得到有效落实。医疗质量安全核心制度在实际工作中是否严格落实，目前主要是靠医护人员的职业精神和责任心，缺乏有效的监管手段。患者就医体验的管理，可以从患者端收集反馈相关数据，有效监督医疗质量安全核心制度落实情况。

患者就医体验数据与医疗信息系统数据的融合，还可驱动医院管理的新模式。医院信息系统管理的数据被称为医院管理硬数据；与硬数据相对应，患者就医体验数据被称为医院管理软数据，也称为温度数据。温度数据包含了品质、满意、行风、忠诚、士气、政策等方面，温度数据是现有医院信息系统管理不了也管理不到的数据，但对于医院管理品质的提升却有非常重要的价值和帮助，因此将患者就医体验温度数据与医疗信息系统数据融合应用，可以开创医院管理新模式，促进医院管理水平大幅提升。

第五节　推动患者体验标准的研究与制定

西方发达国家较早将顾客满意度评价应用于医疗卫生服务领域，对患者满意度的测评工具、研究方法和结果应用等进行了深入的探索，已形成较成熟的工具和方法体系。同时随着研究的深入，患者体验监测结果逐渐规范化，评估结果也逐步开始向社会公众公开发布，成为患者参与医疗活动和选择医院就医的重要参考。这对促进医疗卫生机构精准把握患者需求，持续改进服务质量具有重要价值。相较于国外研究，我国的患者满意度研究相对滞后，目前尚无关于患者满意度评价的标准，并且在测评结果应用方面尚处于探索阶段，评价结果也尚未形成面向社会的公开机制，加之缺乏标准化的评估工具和权威专业的测评机构，评价结果的可靠性存在局限性，难以跨机构和区域予以对比分析。

下一步，国家医患体验研究基地将与高校、科研院所和示范医院合作，系统梳理国内外医疗机构服务能力以及患者体验评价相关标准、政策、学术研究成果，推进患者体验标准的研究与制定，探索出一套符合我国国情、有效、真实、可推广的医疗机构患者满意度评价规范，逐步建立规范、权威、科学的患者满意度测评体系，形成系统性的测评实施方案、数据收集、数据分析及结果报告等标准。发挥国家医患体验研究基地的支持、促进、导向和引领作用，助力国家医疗服务质量的标准化评价，监测与医疗机构的服务改善与持续提升。

附　录

附录1　国家卫生健康委医患体验大数据平台介绍

为进一步推进"健康中国"建设，落实党中央、国务院的决策部署，2017年9月国家卫生健康委员会批准成立国家医患体验研究基地，在国家卫生健康委医疗管理服务指导中心直接领导下，由北京大学人民医院牵头，联合清华大学、北京协和医学院、复旦大学、四川大学华西医院、中国人民解放军总医院和国家医患体验研究基地先进数据（Advanced Date，ADD）技术中心等单位共同组建。打造了目前我国唯一的高质量、标准化"国家卫生健康委医患体验大数据平台"，该平台承担"第三方医患体验测评项目"，调查评价了全国31个省、自治区、直辖市1090家医院，覆盖人群量2.48亿人次，获得患者体验数据达5.5亿条，完成1240余万有效患者样本的数据收集和分析工作；协助千余家医院建立了多层级、全维度、细颗粒和持续性的长效实时管控机制，为医院绩效考核、等级评审等工作提供了有力支持。

国家卫生健康委医患体验大数据平台通过对全国各省、自治区、直辖市医院门诊和住院患者就医体验数据、医院员工职业获得感数据采集，通过大数据技术开展数据清洗、数据分析、数据对比和数据挖掘，实现全国医患体验大数据分析和展示，主要包括全国综合数据平台（附图1）、省级综合数据平台（附图2）、医院数据平台（附图3）三个功能板块。

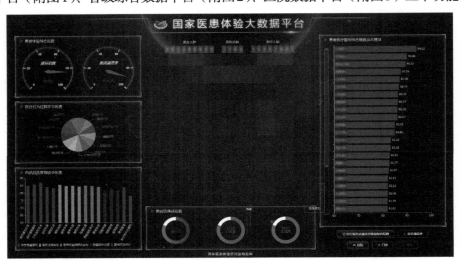

附图1　全国综合数据平台

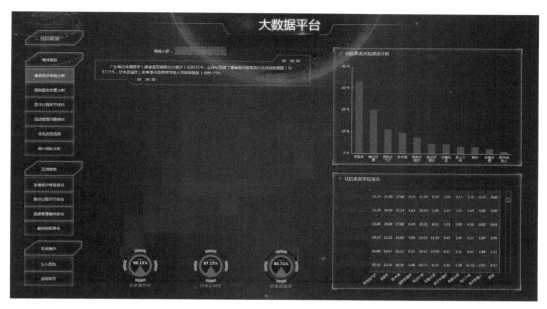

附图2　省级综合数据平台

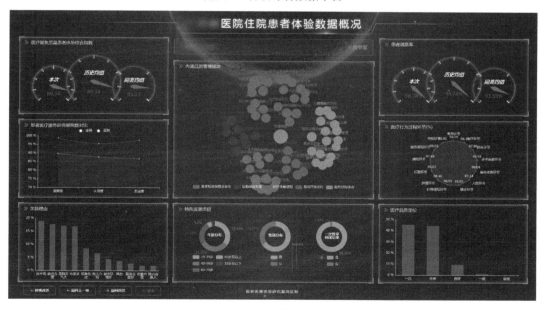

附图3　医院数据平台

附录2　"健康中国行动—医患体验示范医院"创建工作介绍

依据国务院办公厅印发的《关于推动公立医院高质量发展的意见》《关于加强三级公立医院绩效考核工作的意见》等文件要求，为进一步落实健康中国行动推进委员会整体部署安排，遵照"健康中国行动患者体验评价项目"的总体计划，国家医患体验研究基地自2021年起，在全国各级各类医院中开展"健康中国行动—医患体验示范医院"（以下简称"示范医院"）创建工作。

一、主要目标

持续推进医疗机构改善医疗服务和患者就医体验，将有效举措固化为医院管理制度机制。推动医疗服务工作机制进一步健全，医患体验管理工作水平得到较大提升，社会满意度不断提高，人民群众看病就医获得感进一步增强。

二、创建原则

（一）导向明确

示范医院建设工作目标以医患体验体系建设为主要内容，通过创建工作推动医院高质量发展。

（二）激励为主

通过创建工作，充分调动医务人员改善患者就医体验提高满意度的积极性、主动性和创造性，激活医院科学和谐发展的内在动力。

（三）科学规范

制定科学规范创建指标体系与标准，突出指标引领带动作用，加强专业化培训，严格程序规范，通过创建工作，促进医院医疗服务全流程科学化、规范化建设。

（四）创建结合

以高质量发展引领高水平创建工作，坚持"以创促建，以建促改，重在建设，重在提高，重在创新"。

（五）公开公正

坚持公正、公开透明，示范医院认定工作接受政府部门和社会监督。

三、创建对象及类别

创建活动重点面向在改善医患体验提高患者满意度方面有突出成效，以期使全国二级及以上医院形成医患体验管理模式体系化和制度化。并区分城市类示范医院（地市级及以上城市医院）和县域类示范医院（县及县级市医院）两类。

四、方法程序

方法程序共分为医院申报、组织评估、公示和认定、周期性审查四个步骤。

（一）医院申报

创建医院对照《健康中国行动—医患体验示范医院创建标准》开展日常自评自建活动，自评超过70分，即可申报参加创建认定工作。当年发生医患不良事件的医院不得参评。

（二）组织评估

国家医患体验研究基地接到申请后，在初步审核材料的基础上，对申报医院进行随机考察，再根据考察结果，组织专家评估。

（三）公示和认定

每半年国家医患体验研究基地根据评估意见将拟认定的示范医院名单在官方网站上公示，公示无异议的，即认定为示范医院。

（四）周期性审查

对已认定为示范医院的，每年进行一次资格审查，审查的重点是通过医患体验数据进行定标分析，确认示范医院处于优秀队列。

五、创建内容

（一）组织建设

建立由主要领导牵头的医患体验工作领导小组，指派专人负责整合相关部门开展医患体验工作，并建立体验员的人才培养机制。

（二）制度建设

根据国家、地方满意度及医患体验相关政策，结合医院实际，制定以医患体验及满意度为导向的管理制度，建立健全各医疗服务环节主动发现问题，及时反馈问题以及纠正完善问题机制。

（三）监测体系建设

依据国家卫生健康委员会《国家三级公立医院绩效考核操作手册（2020版）》《三

级医院评审标准（2020年版）》《国家卫生健康委办公厅关于开展医疗服务多元化监管工作的通知》等文件要求，构建第三方满意度调查与医患体验监测工作机制，着眼准确、精炼、可测，既考虑共性标准又突出个性化标准，建立推动医患体验管理内涵式发展的监测体系，实现医患体验管理的科学及规范性应用。

（四）服务改进体系建设

根据当地医疗服务薄弱环节和人民群众反映强烈的问题，有针对性地制定年度改善医疗服务主题和重点工作，完善医疗服务制度、创新医疗服务模式，满足医疗服务的新需求。突出"一把手"工程，强化部门协作，不断完善工作运行机制，提高医疗服务质量。

（五）总结宣传

充分发挥先进示范的引领作用，注重对先进典型的挖掘、培育和宣传，营造声势，形成强大的舆论冲击力以及创建氛围，激发员工创建热情，共同营造良好氛围。

六、支撑体系

（一）统一评价术语

参照《医疗机构患者满意度第三方评价要求》和《患者体验调查与评价术语标准》等行业标准，启用统一的患者体验评价标准规范与名词术语。

（二）完善国家医患体验大数据平台

医院建立满意度管理制度，根据满意度调查结果，不断完善医院建设和管理工作，促进医院发展。每年将调查结果接入国家医患体验大数据平台，开展定标分析不少于1次。

（三）建立评定表彰机制

每年评定一定数量的"健康中国行动—医患体验示范医院"，对在医患体验建设方面有突出贡献或成绩的医务人员进行评比表彰，授予相应的证书及奖牌，并在每年第四季度的中国医患体验峰会上进行表彰。

（四）加强基层创建指导

开展示范医院对基层医疗卫生机构结对帮扶活动，促进资源合理分配，带动基层机构提升服务能力和管理水平。开展医患体验管理人才专题培训，推动医患体验官、患者体验员的培训及认定工作。

附录3　患者就医体验门诊测评问卷

基础信息部分

题目	选项
1.　患者的性别	①男 | ②女
2.　患者的年龄	①18岁及以下 | ②19~39岁 | ③40~59岁 | ④60~79岁 | ⑤80岁及以上
3.　患者的长期居住地	①本市（区、县）| ②本省其他城市 | ③外省、自治区、直辖市 | ④港、澳、台地区 | ⑤国外
4.　患者费用类别	①城镇职工医保（含离休干部医保）| ②城乡居民医保（含城镇居民和新农合）| ③生育保险 | ④工伤保险 | ⑤商业保险 | ⑥公费医疗 | ⑦军队医改 | ⑧异地医保 | ⑨异地联网 | ⑩自费 | ⑪其他
5.　患者职业类型	①学生 | ②公司职员 | ③企事业高管 | ④工人 | ⑤农民 | ⑥公务员 | ⑦军人 | ⑧（离）退休 | ⑨自由职业 | ⑩个体经营 | ⑪无业 | ⑫其他
6患者的家庭年收入	①3万元以下 | ②3万~10万元 | ③11万~20万元 | ④21万~50万元 | ⑤50万元以上
7.　选择该院最主要的理由（单选）	①医院名气大 | ②专家多 | ③技术高 | ④服务态度好 | ⑤就近方便 | ⑥设备先进 | ⑦就诊环境好 | ⑧收费合理 | ⑨他人介绍 | ⑩院内有熟人 | ⑪其他
8.　挂号方式	①医院窗口 | ②医院自助 | ③电话预约 | ④网络预约 | ⑤手机APP预约 | ⑥微信预约
9.　是否复诊	①初诊 | ②复诊

正式问卷部分

题目	选项
1.　您对导诊人员为您提供的指引服务满意吗？	⑤很满意 | ④满意 | ③一般 | ②不满意 | ①很不满意 | ⓪未接触
2.　您认为门诊就医的引导设施（如各楼层的指示牌或路标）清晰准确吗？	⑤很准确 | ④准确 | ③一般 | ②不准确 | ①很不明确 | ⓪没注意
3.　您认为医院公布的当天门诊医生个人信息、出诊及停诊信息准确吗？	⑤很准确 | ④准确 | ③一般 | ②不准确 | ①没看到
4.　您挂号等候了多长时间？	⑤10分钟以内 | ④10~15分钟 | ③15~20分钟 | ②20~30分钟 | ①30分钟以上
5.　您缴费等候了多长时间？	⑤10分钟以内 | ④10~15分钟 | ③15~20分钟 | ②20~30分钟 | ①30分钟以上
6.　您对就诊等候区秩序满意吗？	⑤很满意 | ④满意 | ③一般 | ②不满意 | ①很不满意
7.　您等候医生看病大约用了多长时间？	⑤10分钟以内 | ④10~15分钟 | ③15~20分钟 | ②20~30分钟 | ①30分钟以上
8.　门诊医生为您看病大约用了多长时间？	⑤超过10分钟 | ④8~10分钟 | ③5~8分钟 | ②3~5分钟 | ①3分钟以内
9.　您对医生询问病情和检查的耐心细致程度满意吗？	⑤非常耐心细致 | ④较为耐心细致 | ③一般 | ②不耐心细致 | ①敷衍了事
10.　您对医生解释告知检查结果、治疗方案及用药计划满意吗？	⑤已告知，非常满意 | ④已告知，基本满意 | ③已告知，不太满意 | ②已告知，不满意 | ①未告知

题目	选项
11．在门诊诊断或治疗时，您对医务人员关注并保护您的隐私满意吗？	⑤很满意|④满意|③一般|②不满意|①很不满意
12．您对门诊检验科检查（血、尿、便等常规检查）等候时间满意吗？	⑤很满意|④满意|③一般|②不满意|①很不满意|⓪未检查
13．您对门诊检验科检查（血、尿、便等常规检查）出报告时间满意吗？	⑤很满意|④满意|③一般|②不满意|①很不满意|⓪未检查
14．您对门诊放射检查（含X线、CT、MRI）等候时间满意吗？	⑤很满意|④满意|③一般|②不满意|①很不满意|⓪未检查
15．您对门诊放射检查（含X线、CT、MRI）出报告时间满意吗？	⑤很满意|④满意|③一般|②不满意|①很不满意|⓪未检查
16．您对门诊超声科检查等候时间满意吗？	⑤很满意|④满意|③一般|②不满意|①很不满意|⓪未检查
17．您对门诊超声科检查出报告时间满意吗？	⑤很满意|④满意|③一般|②不满意|①很不满意|⓪未检查
18．您对门诊提供的健康咨询、宣教资料、轮椅等便民服务满意吗？	⑤很满意|④满意|③一般|②不满意|①很不满意
19．您对医院门诊卫生间的卫生状况和设施配备满意吗？	⑤很满意|④满意|③一般|②不满意|①很不满意|⓪不清楚
20．您对门诊环境卫生状况满意吗？	⑤很满意|④满意|③一般|②不满意|①很不满意
21．您对医院的安全保卫措施满意吗？	⑤很满意|④满意|③一般|②不满意|①很不满意
22．您认为医院公布的投诉部门、接待时间及联系电话等信息清晰吗？	⑤很清晰|④清晰|③一般|②不清晰|①没找到|⓪没注意
23．结合病情，您认为此次支付的医疗费用能接受吗？	①比预期要便宜|④与预期相符|③有点贵但能接受|②很贵|①无法接受
24．您等候取药大约用了多长时间？	⑤10分钟以内|④10～15分钟|③15～20分钟|②20～30分钟|①30分钟以上
25．您对药房人员介绍药物用法、用量、注意事项等满意吗？	⑤很满意|④满意|③一般|②不满意|①没介绍
26．您对医院门诊工作人员服务态度满意吗？	⑤很满意|④满意|③一般|②不满意|①很不满意
27．您对以下哪类门诊工作人员的服务态度最不满意？	①导诊员|②挂号/收费员|③门诊医生|④门诊护士|⑤检验人员|⑥放射工作人员|⑦超声检查人员|⑧药房工作人员|⑨保洁员|⑩保安|⑪投诉接待人员
28．您对医院门诊总体服务满意吗？	⑤很满意|④满意|③一般|②不满意|①很不满意
29．如果您需要医疗健康服务时，您会再次选择该院吗？	⑤肯定会|④会|③不好说|②不会|①肯定不会
30．当亲友需要医疗健康服务时，您会推荐他们选择该院吗？	⑤肯定会|④会|③不好说|②不会|①肯定不会

附录4　患者就医体验住院测评问卷

基础信息部分

题目	选项
1．患者的性别	①男|②女
2．患者的年龄	①18岁及以下|②19～39岁|③40～59岁|④60～79岁|⑤80岁及以上

题目	选项
3. 患者的长期居住地	①本市（区、县）|②本省其他城市|③外省、自治区、直辖市|④港、澳、台地区|⑤国外
4. 患者费用类别	①城镇职工医保（含离休干部医保）|②城乡居民医保（含城镇居民和新农合）|③生育保险|④工伤保险|⑤商业保险|⑥公费医疗|⑦军队医改|⑧异地医保|⑨异地联网|⑩自费|⑪其他
5. 患者职业类型	①学生|②公司职员|③企事业高管|④工人|⑤农民|⑥公务员|⑦军人|⑧（离）退休|⑨自由职业者|⑩个体经营|⑪无业|⑫其他
6. 患者的家庭年收入	①3万元以下|②3万～10万元|③11万～20万元|④21万～50万元|⑤50万元以上
7. 选择该院最主要的理由（单选）	①医院名气大|②专家多|③技术高|④服务态度好|⑤就近方便|⑥设备先进|⑦就诊环境好|⑧收费合理|⑨他人介绍|⑩院内有熟人|⑪其他
8. 是否转诊	①上级医院转诊|②同级医院转诊|③下级医院转诊|④社区诊所转诊|⑤非转诊（直接来院）

正式问卷部分

题目	选项
1. 您认为办理入院手续顺畅吗？	⑤很顺畅|④顺畅|③一般|②不顺畅|①很不顺畅
2. 入院时，护士给您介绍主管医生、主管护士、住院环境和住院注意事项清楚吗？	⑤很清楚|④清楚|③较清楚|②不清楚|①没介绍
3. 入院当天，您在病房等待医生前来问诊和查体的时间是多久？	⑤30分钟以内|④30分钟至2小时|③2～4小时|②4～8小时|①超过8小时
4. 入院当天，您对医生首次检诊的细致程度满意吗？	⑤很满意|④满意|③一般|②不满意|①很不满意
5. 您对医生查房时的细致程度满意吗？	⑤很满意|④满意|③一般|②不满意|①很不满意
6. 您的主治医生（上级医生）查房是以下哪种情况？	⑤每天多次|④每天1次|③隔天1次|②很少查房|①不查房
7. 您的住院医生（经管医生）查房是以下哪种情况？	⑤每天多次|④每天2次|③每天1次|②隔天1次|①很少查房
8. 护士巡视病房是以下哪种情况？	⑤每天6次及以上|④每天5次|③每天4次|②每天3次|①每天2次及以下
9. 当您病情发生变化时，医护人员大约能在多长时间赶到？	⑤3分钟以内|④3～5分钟|③5～10分钟|②10～30分钟|①30分钟以上
10. 您对医生告知疾病诊断及病情满意吗？	⑤很满意|④满意|③一般|②不满意|①很不满意
11. 您对医生告知治疗计划、预后情形及医疗风险满意吗？	⑤很满意|④满意|③一般|②不满意|①很不满意
12. 在进行手术、麻醉、高危诊疗操作（造影、介入等）或输血（使用血液制品）前，医生在跟您交代知情同意书时，您是否能够听明白并签署书面同意书？	⑤明白并签署|④基本明白并签署|③有点明白并签署|②不明白并签署|①未告知，未签署|⓪未涉及（新增）
13. 检查或治疗时，您对医务人员注意并保护您的隐私满意吗？	⑤很满意|④满意|③一般|②不满意|①很不满意
14. 当您出现痛苦或不舒适感觉时，您对医护人员的关心和处置满意吗？	⑤很满意|④满意|③一般|②不满意|①很不满意
15. 您认为医生的总体诊疗水平如何？	⑤很好|④好|③一般|②不好|①很不好
16. 通过治疗，您对疾病症状的改善程度满意吗？	⑤很满意|④满意|③一般|②不满意|①很不满意

续表

题目	选项
17. 医护人员向您介绍治疗用药的使用方法、不良反应和注意事项清楚吗？	⑤已介绍，非常清楚|④已介绍，基本清楚|③已介绍，不太清楚|②已介绍，不清楚|①没介绍
18. 当您有需要时，呼叫后护士大约能在多长时间赶到？	⑤3分钟以内|④3～5分钟|③5～10分钟|②10～30分钟|①30分钟以上
19. 您对护士介绍护理操作目的及注意事项等情况满意吗？	⑤已介绍，非常满意|④已介绍，基本满意|③已介绍，不太满意|②已介绍，不满意|①没介绍
20. 您对护士给予的饮食、心理及健康等指导满意吗？	⑤很满意|④满意|③一般|②不满意|①很不满意
21. 您认为护士的总体技术水平如何？	⑤很好|④好|③一般|②不好|①很不好
22. 您对放射（含X线、CT、MRI等）检查出报告时间满意吗？	⑤很满意|④满意|③一般|②不满意|①很不满意|⓪未检查
23. 您对超声检查出报告时间满意吗？	⑤很满意|④满意|③一般|②不满意|①很不满意|⓪未检查
24. 您对心电图检查出报告时间满意吗？	⑤很满意|④满意|③一般|②不满意|①很不满意|⓪未检查
25. 您对放射（含X线、CT、MRI等）检查预约等候时间满意吗？	⑤很满意|④满意|③一般|②不满意|①很不满意|⓪未检查
26. 您对超声检查预约等候时间满意吗？	⑤很满意|④满意|③一般|②不满意|①很不满意|⓪未检查
27. 您对心电图检查预约等候时间满意吗？	⑤很满意|④满意|③一般|②不满意|①很不满意|⓪未检查
28. 您对医生的服务态度满意吗？	⑤很满意|④满意|③一般|②不满意|①很不满意
29. 您对护士的服务态度满意吗？	⑤很满意|④满意|③一般|②不满意|①很不满意
30. 您对住院的整体服务流程满意吗？	⑤很满意|④满意|③一般|②不满意|①很不满意
31. 当您反映意见或投诉时，您对医院的接待满意吗？	⑤很满意|④满意|③一般|②不满意|①很不满意|⓪无意见或未投诉
32. 住院期间，您对医院提供的费用查询方式满意吗？	⑤很满意，主动提供一日清单|④满意，有便捷查询方式|③一般，查询方式较复杂|②不满意，查询困难|①很不满意，未告知，无法查询
33. 结合您的病情和当前治疗效果，您认为支付的医疗费用能接受吗？	⑤比预期要便宜|④与预期相符|③有点贵但能接受|②很贵|①无法接受
34. 您对医院内部标识设置和指示清晰程度满意吗？	⑤很满意|④满意|③一般|②不满意|①很不满意
35. 您对病房的卫生间清洁程度满意吗？	⑤很满意|④满意|③一般|②不满意|①很不满意
36. 您对病房床铺与被褥清洁程度满意吗？	⑤很满意|④满意|③一般|②不满意|①很不满意
37. 您对医院的膳食服务满意吗？	⑤很满意|④满意|③一般|②不满意|①很不满意|⓪未提供或不需要
38. 您对医院的安全保卫措施满意吗？	⑤很满意|④满意|③一般|②不满意|①很不满意
39. 在诊疗活动中，您对医务人员至少使用姓名、年龄和（或）住院号等两种及以上方式核对您的身份满意吗？	⑤很满意|④满意|③一般|②不满意|①未核查
40. 您对医护人员在遵纪守法、廉洁自律、尽职尽责方面满意吗？	⑤很满意|④满意|③一般|②不满意|①很不满意
41. 您住院需要手术时，医生安排手术及时吗？	⑤很及时|④及时|③一般|②不及时|①很不及时
42. 手术（含介入治疗）前，您的主管医生能用您听得懂的方式告知您手术目的、手术方案和风险，以及其他可选择的替代方法吗？	⑤很清楚|④清楚|③一般|②不清楚|①未告知

题目	选项
43. 手术（含介入治疗）前，您的主管医生能用您听得懂的方式告知您预计费用，以及高值耗材的使用与选择吗？	⑤很清楚｜④清楚｜③一般｜②不清楚｜①未告知
44. 手术（含介入治疗）前，麻醉医生能用您听得懂的方式告知您或家属麻醉方式，以及其他可供选择的方案吗？	⑤很清楚｜④清楚｜③一般｜②不清楚｜①未告知
45. 手术（含介入治疗）前，麻醉医生能用您听得懂的方式告知您或家属术后镇痛风险吗？	⑤很清楚｜④清楚｜③一般｜②不清楚｜①未告知
46. 您对本次住院的整体感受满意吗？	⑤很满意｜④满意｜③一般｜②不满意｜①很不满意
47. 如果您需要医疗健康服务时，您会再次选择这家医院吗？	⑤肯定会｜④会｜③不好说｜②不会｜①肯定不会
48. 当亲友需要医疗健康服务时，您会推荐他们选择这家医院吗？	⑤肯定会｜④会｜③不好说｜②不会｜①肯定不会
49. 今天，您静脉输液时护士是否一次穿刺成功？	③是｜②否｜①未穿刺

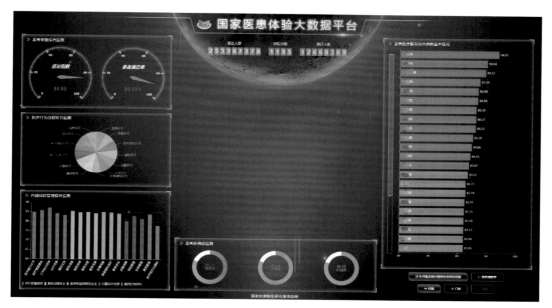

彩图 2-8　国家医患体验大数据平台

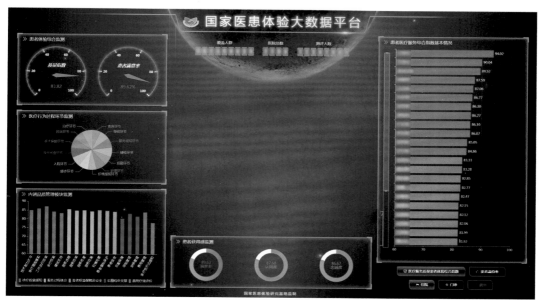

附图 1　全国综合数据平台

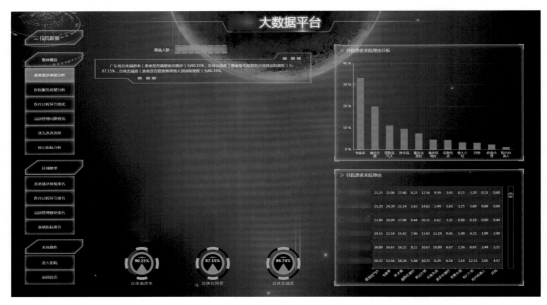

附图2 省级综合数据平台

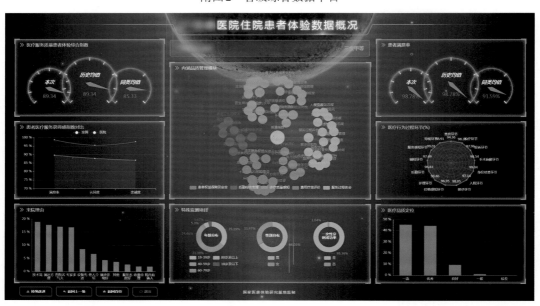

附图3 医院数据平台